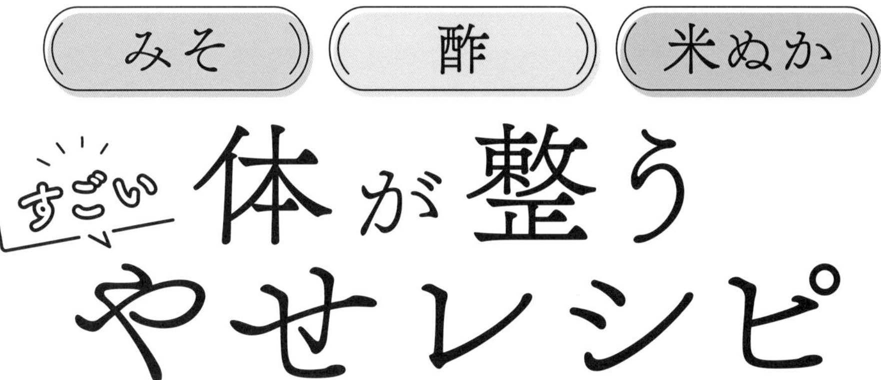

医師・石原新菜 著

主婦と生活社

はじめに

やせたい人にみそ、酢、米ぬかが必要な理由

この本を手にとってくれたあなたは、
きっとたくさんのダイエット情報をご存じだと思います。
カロリー制限や糖質オフもすでに挑戦したかもしれません。
でも、街中にはおいしそうな食べ物があふれていて、
誘惑に打ち勝つのは本当にむずかしいですよね。
食べる量を減らせばいいといわれても、なかなかできない。
そう、何かをがまんするダイエットは、
うまくいって一時的に体重が落ちたとしても長続きしないのです。

誰もが無理なく続けられ、確実に効果が出るダイエット。
それは「代謝を高める食材をとる」ことです。
この本で紹介するみそ、酢、米ぬかという日本古来の食材は、
腸内環境を改善して排出を促す効果がバツグン。
食べたものを栄養として吸収しながら、
老廃物を出すという体本来のサイクルがスムーズに回ると、
必要以上に食べたくなったり、ため込むことがなくなるので、

好きなものをおいしく食べながら太らない体質に変わるのです。
さらにみそ、酢、米ぬかは、それぞれ腸内細菌の
バランスを整える発酵パワーがありますから、
代謝を高めるには最高の味方になります。

コンビニやファストフードが身近にあり、
自炊しなくても手軽に安く食事がとれる現代人の生活は、
食べ物が足りない時代から見れば夢のように快適かもしれません。
けれど、それは健康と引き換えの便利さでもあります。
カロリーは満たしていても、ビタミンや食物繊維、ミネラルなど、
体の代謝にかかわる栄養素が足りなくなるので、
太りやすく、冷えや便秘などの
トラブルにも見舞われやすくなります。
便利な世の中だからこそ、昔の日本人が食べてきた
和の食材を積極的に取り入れて
健康的にダイエットしてみませんか。

石原新菜

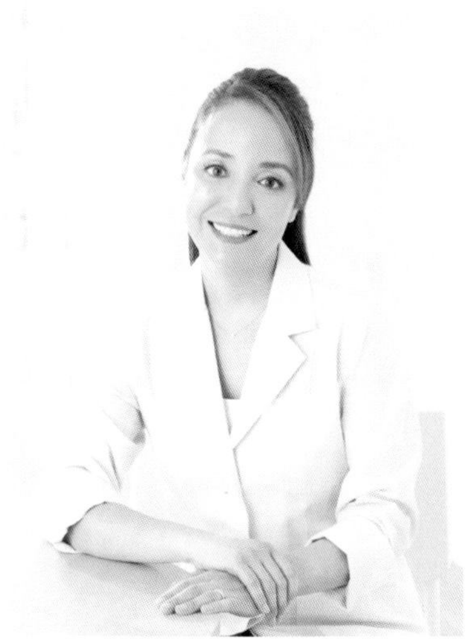

CONTENTS

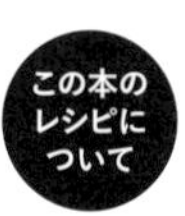

＊計量は小さじ1＝5mℓ、大さじ1＝15mℓ、1カップ＝200mℓです。　＊電子レンジは600Wのものを使用しています。500Wの場合は加熱時間を1.2倍、700Wの場合は0.9倍にするなど、お手持ちの機器に合わせて調整してください。
＊材料は、とくに記載がない場合は、へたや種、皮などの処理を済ませたものとしています。

Part 03 無理なく続けられる みそ・酢・米ぬかのレシピ

Part

01

みそ・酢・米ぬかのココがすごい！

大豆を発酵させたみそ、米や麦などを発酵させた酢、
微生物を活性化させる米ぬか。これらの食材は
腸内細菌のバランスを整え、豊富な栄養や有効成分で
やせやすい体をつくります。3つの食材の力を
味方につければ、ダイエットもスムーズ！

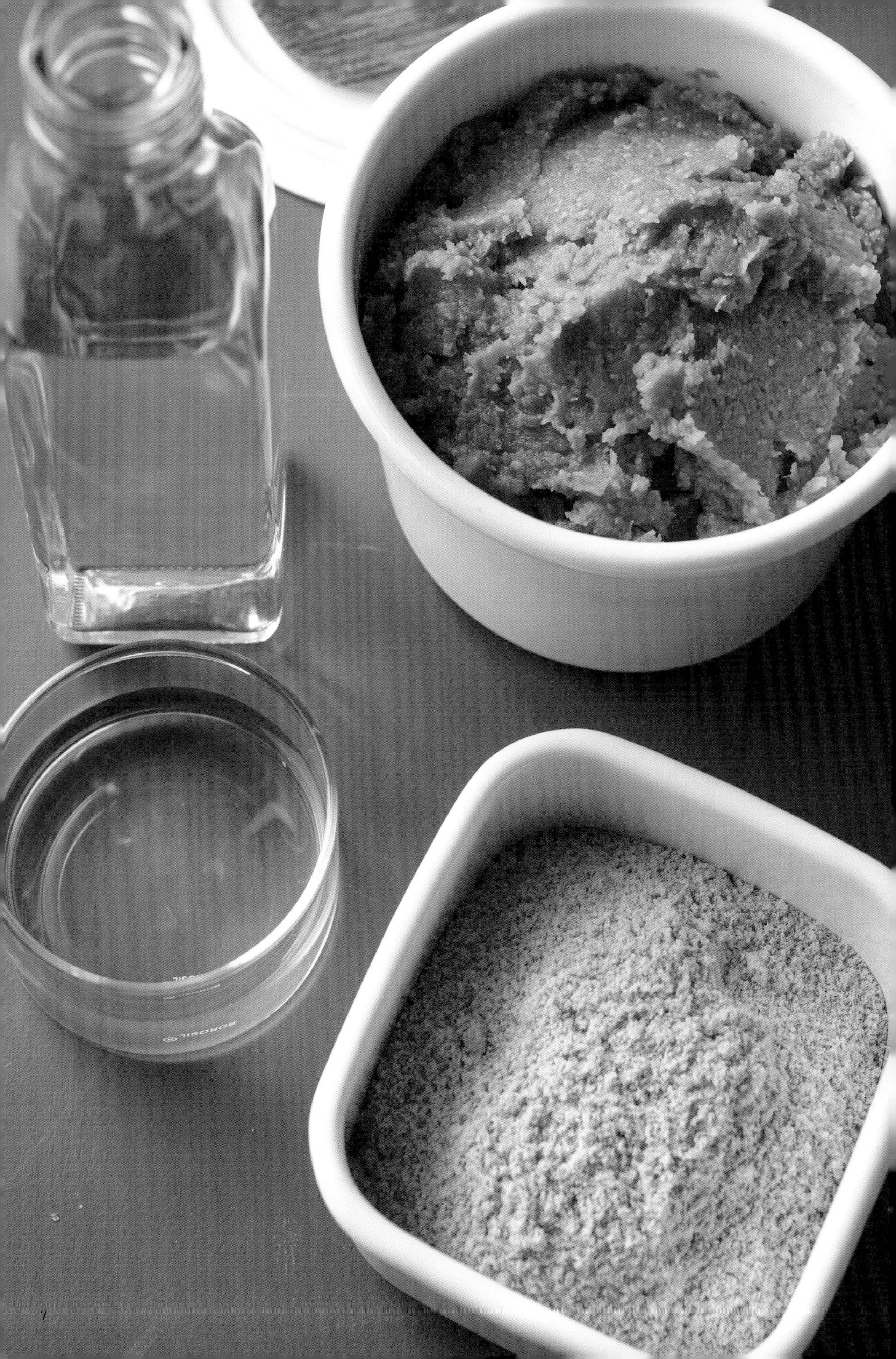

みそ

毎日とることで「やせ」体質になる！

大豆×発酵パワーで今あらためて注目に

みそは日本伝統の発酵食品。最近はみそ汁を飲む習慣が減っていますが「やせやすい体」をつくるうえでもすばらしい食材です。みそは大豆に米や麦、塩、麹を混ぜ、微生物の発酵によりつくられます。大豆由来の栄養に加え、発酵の過程で大豆にはない健康に役立つ物質が生まれ、腸内環境を整え、代謝アップを促すなど、やせるベースをつくる成分がぐんと多くなります。

また、東洋医学でみそは体を温める「陽性食品」に分類され、体の冷えを取ってむくみ太りの改善にも役立ちます。

湯に溶いたり、そのまま生野菜などにつけるだけでもよし。毎日みそを適量とる習慣は、ダイエットだけでなく、将来の元気やきれいにつながります。

いいこと 1

乳酸菌やオリゴ糖が腸内環境を整える

最近よく聞く「腸活」とは、腸内環境を整えること。善玉菌が理想的なバランスで腸内にすみついた状態を指し、便通や代謝がスムーズになり、免疫力もアップします。とくに老廃物がすっきり排出されることは、やせ体質になる大前提。みそには善玉菌の一種である乳酸菌、麹菌、善玉菌のエサになるオリゴ糖が含まれ、茶褐色の色素成分・メラノイジンも善玉菌を増やす働きが注目されています。

3つのおかげでやせやすくなる！

いいこと2

豊富なビタミンB群で代謝もアップ

みその栄養は主に大豆由来ですが、発酵の過程で少量だった栄養が多量になることも。とくにダイエットにおいて、糖、脂質、たんぱく質の代謝やエネルギー産出に関わるビタミンB群が増えるのは見逃せないメリット。ビタミンB群は水溶性のため、体内に長く留められず、毎日の摂取が望ましい栄養です。みそを毎日の食事でとれば、いっしょにとった食材の栄養もしっかり体に活かせます。

いいこと3

塩分で体を温め冷えを解消

みそは保存性をよくするために、塩分が多く含まれています。減塩のためにみそ汁の習慣を敬遠する人も多いのですが、東洋医学で塩は体を温める働きがあるとされています。みそを習慣的にとることが、塩分のとりすぎに直結すると決めつけないこと。1日のなかで適量をとり、さらに食べ方、具材の工夫次第で体温めパワーはアップ！　冷えによるむくみ太りの改善に役立ちます。

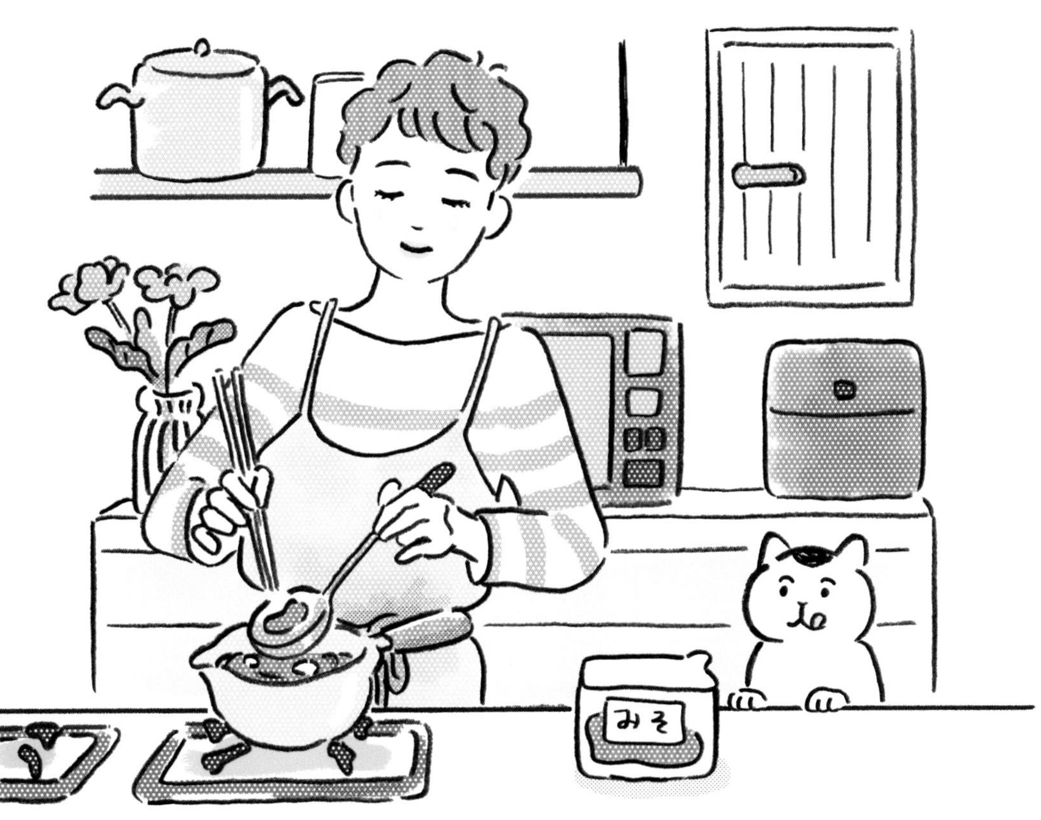

みそ効果

みそは発酵や熟成により、原料の大豆より栄養価が高くなります。これだけ多くの栄養成分を含み、手軽にとれる食材は貴重。毎日とらなきゃ損！

みそに含まれる
健康成分は
こんなにたくさん！
腸活に役立つ
菌やオリゴ糖
血行促進と若返り
ビタミンE
女性にうれしい
イソフラボン
代謝を促す
ビタミンB群
脂質の代謝を
活発に
レシチン
大豆由来の植物性
たんぱく質
必須アミノ酸
コレステロール値を下げる
不飽和脂肪酸
強い抗酸化作用
メラノイジン

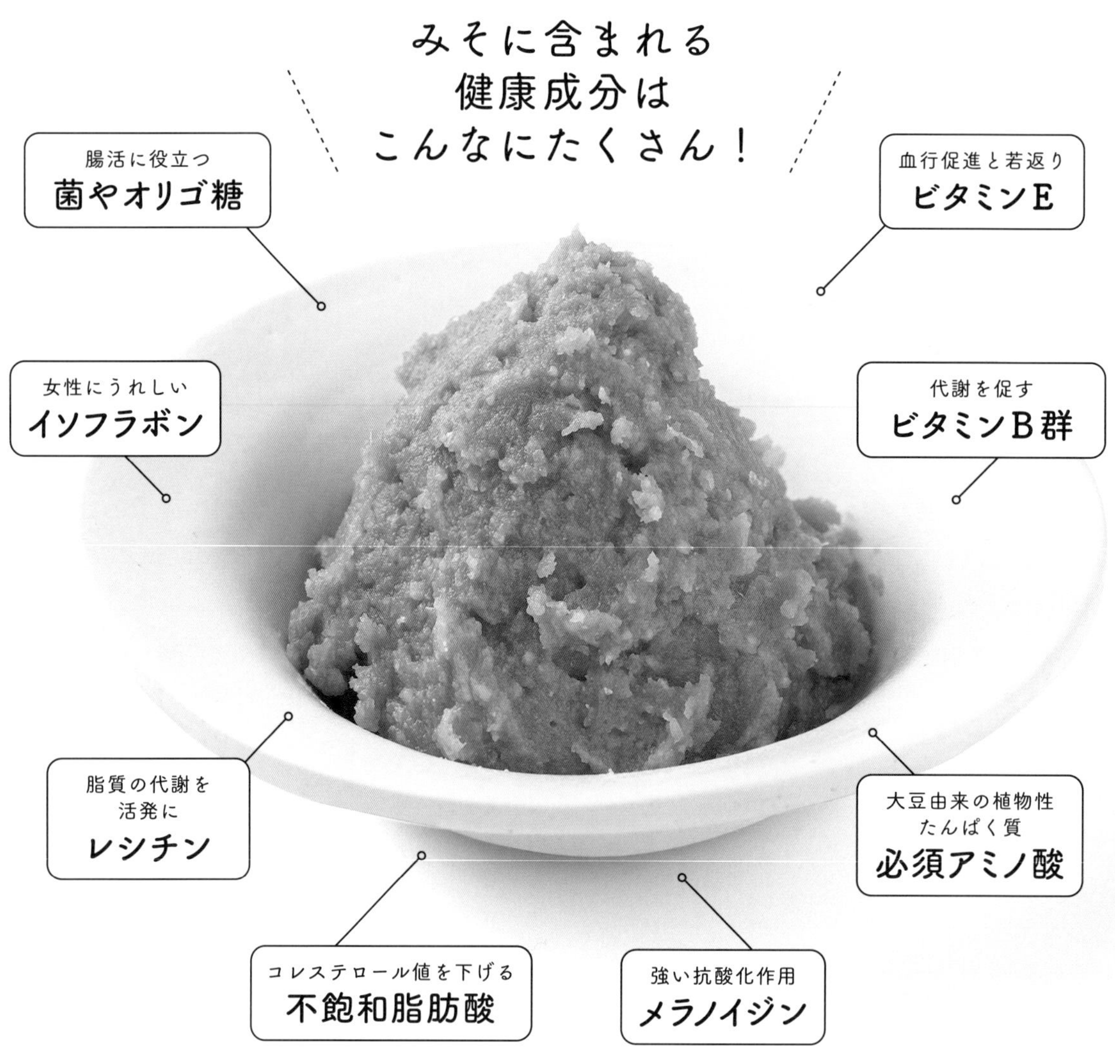

**発酵や熟成によってパワーアップ
最強の栄養食品なのです！**

ダイエット以外にもうれしい

みそが体にいいワケ

老化を抑える 強い抗酸化力

みそには発酵の過程でメラノイジンという茶褐色の色素成分がつくられ、熟成すると色が濃くなるといわれます。このメラノイジンに強い抗酸化作用があるとわかり、老化、がん、動脈硬化などの生活習慣病を招く活性酸素を除去する働きが期待されています。体内でつくられる抗酸化物質は加齢とともに減るため、食事でとる習慣が大切。

必須アミノ酸の バランスが優秀

大豆は良質な植物性たんぱく質を含み、体内でつくられず食事でとらなければいけない必須アミノ酸9種をすべて含みます。みそになると、発酵で大豆たんぱく質の約30%がアミノ酸に分解され、さらに消化吸収がよくなります。たんぱく質の代謝を助けるビタミンB群も多く、筋肉量の減少や肌、髪、爪のトラブル、冷えなどを防ぎます。

美肌効果も 期待できる!

みそにはグルコシルセラミドという成分もあり、1日2杯のみそ汁を飲む、飲まないの比較研究で、みそ汁を飲んだほうは肌の水分量が明らかに増えたという結果が。皮膚の角層のセラミドを増やし、肌の保湿状態がよくなったと考えられています。みそはさらにメラニンの合成を抑える遊離リノール酸も含み、美白効果も期待されています。

血糖値の 急上昇を抑える

みその色素成分のメラノイジンには、糖の消化吸収のスピードを遅らせ、食後の血糖値の急上昇を抑える働きがあることもわかっています。血糖値が急上昇するとインスリンの分泌が過剰になり、体が脂肪をため込みやすくなってしまいます。抗酸化力に加え、糖尿病や肥満などの予防としての働きも、メラノイジンには期待されています。

酢

酢酸をはじめ豊富な有機酸が「やせ」に効く

じつは発酵食品の酸っぱさに秘密が！

酢は米や穀類、フルーツなど、糖を含む食材を原料として、酢酸菌による発酵で作られます。酸味のもとは、主成分の酢酸。ほか、クエン酸、アミノ酸など、有機酸が豊富に含まれ、その相乗効果で代謝に働きかけ、内臓脂肪を燃やしたり、食後血糖値の急上昇を抑えるなど、太りにくく動いたあとも疲労回復の早い体をつくります。

鉄分やカルシウムの体への吸収をよくするので、習慣的にとれば、女性に多い貧血や骨粗しょう症の予防にも。

また、黒酢やバルサミコ酢、中国の香酢、ワインビネガーほか、長期熟成した酢はアミノ酸やミネラルが何倍にも多くなり、酢酸菌が残りやすいことで腸内環境を整える働きも期待できます。

いいこと 1

酢酸の働きで内臓脂肪を減らす！

酢のダイエット効果で注目されるのが、酢酸の働き。高脂肪食を与えたマウス実験では、酢酸の摂取で体重増加と脂肪の蓄積が抑制されたという報告があり、肥満ぎみの人の内臓脂肪が減少したとも。糖や脂肪が多い食生活で運動不足などが続くと、内臓脂肪が増えやすくなりますが、酢酸の働きは脂肪細胞の肥大化も抑制。ウエストのサイズダウンなど、さまざまなやせ効果が研究されています。

3つのおかげでやせやすくなる！

いいこと2

インスリンの過剰分泌を抑える

酢には食後の血糖値上昇をゆるやかにする効果もあります。血糖値は通常、空腹時には低下し、食後には上昇しますが、急上昇してしまうとインスリンの分泌が過剰になり、体が脂肪をため込みやすくなります。食事といっしょに約15㎖の酢をとったところ、酢をとらなかった人より2時間後まで血糖値が低く抑えられたという研究発表も。インスリンの節約にもなり、習慣にすれば糖尿病の予防に役立ちます。

いいこと3

酢酸やクエン酸でアクティブな体に

酢酸やクエン酸は、乳酸や糖が分解されエネルギーに変わるサイクルに働きかけ、代謝をサポートします。酢には酢酸やクエン酸がたっぷり含まれているため、サポートも強力。疲労回復が早くしっかり活動できるので、アクティブに過ごすことで太りにくさにつながります。また、酢は血中の乳酸の上昇を抑える効果もあり、疲労そのものがたまりにくい体をつくる働きもあります。

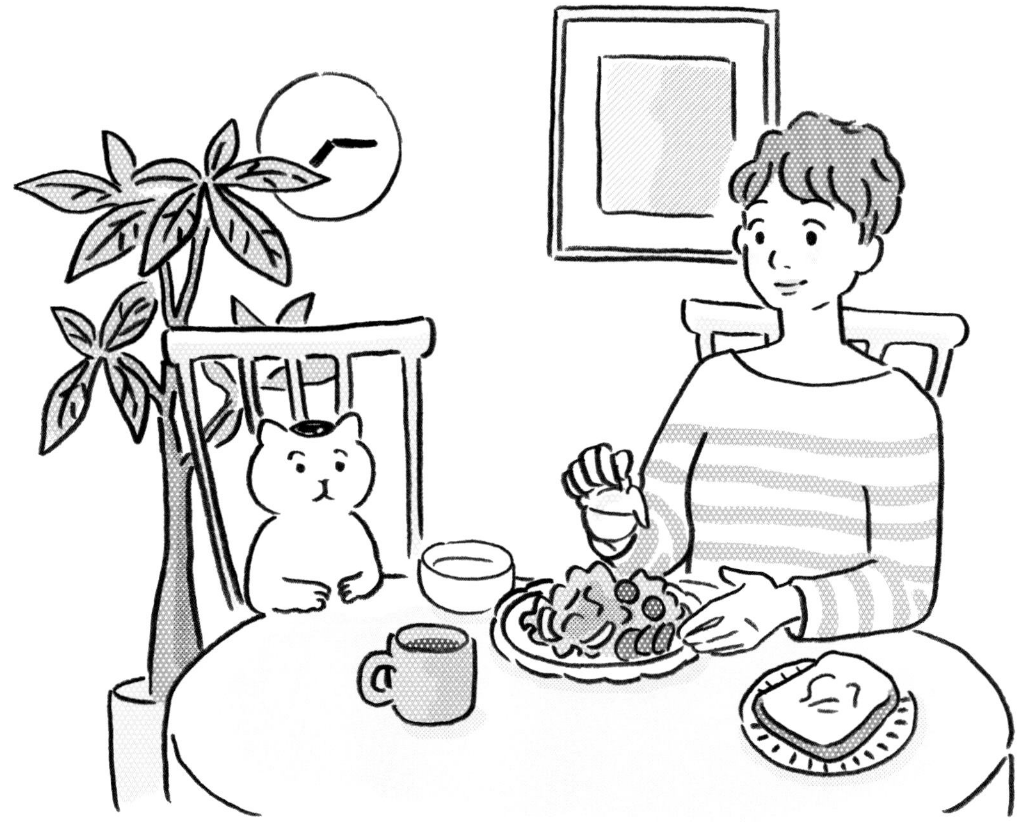

酢の効果

まだ、酢の健康作用は研究が進んでいるところ。体にいいとはいえ逆効果にならないよう、食中、食後に少量を習慣的にとることが大切です。

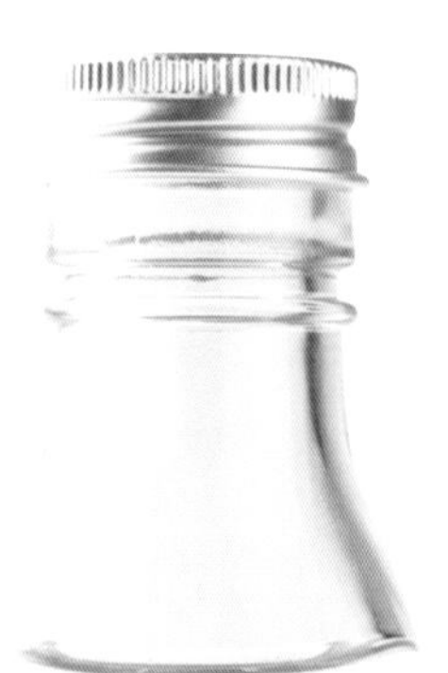

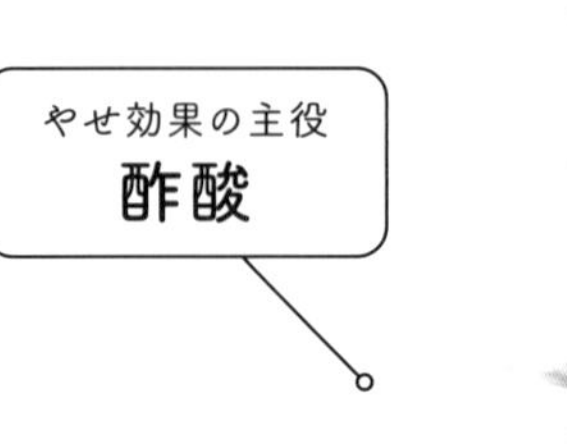

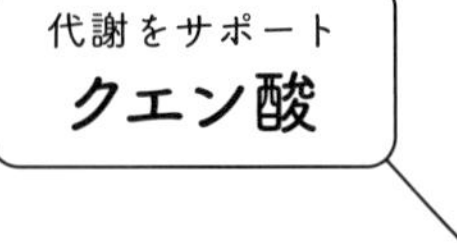

血流改善にも
アミノ酸

有機酸で血液もサラサラに

酢にはさまざまな健康効果がありますが、そもそも胃酸の分泌を促して食欲を増進させる働きが。しっかり食べてやせやすい体をつくることが、酢のダイエットへの活かし方ともいえるでしょう。

酢は料理に使うほか、10倍を目安に水や牛乳などで薄めてもさっぱりとしてとりやすいもの。酸が強いので、空腹時だけは避けてとりましょう。

毎日続けてとることでダイエットはもちろん体の健康をキープ！

ダイエット以外にもうれしい

酢が体にいいワケ

女性に多い貧血や骨粗しょう症を予防

酢にはミネラルの体への吸収率を高める効果もあります。たとえば、クエン酸は鉄やカルシウムが吸収されやすい状態をつくり、貧血や骨粗しょう症の予防に役立ちます。また、マグネシウムの吸収も助けるといわれ、酢を調味料として赤身肉や魚介類、野菜などの料理に使うことで、ミネラルを効率よくとることができます。

血流をよくして生活習慣病を予防

栄養バランスが悪いなど、食生活の乱れや睡眠不足、喫煙、ストレスなどで血液がドロドロになると、血流が滞ってきます。放置すると、脂質異常や動脈硬化などの生活習慣病を招くもと。酢をとるとアミノ酸やクエン酸などが血流を改善し、酢酸が血中コレステロール値を減らして血液をサラサラに。長く習慣的にとるのがコツです。

過酸化脂質を防いで肌を健康に保つ

コレステロールや中性脂肪などの脂質が活性酸素によって酸化されたものを過酸化脂質といいますが、これは肌荒れの原因にも。酢にはこの過酸化脂質の増加を防ぎ、肌を健康な状態に保つ働きがあるといわれています。また、黒酢などのアミノ酸が豊富に含まれる酢は、肌の水分量を保って、ハリのある肌を保つ効果も期待できます。

高めの血圧を下げる

酢酸には、血圧上昇に深く関わるホルモンの働きを抑える効果が。食事で約大さじ1杯(15㎖)の酢を継続してとると、高めの血圧を下げるという報告もあります。血圧が高めの人に不可欠とされる減塩でも、味を引き締めてぼやけさせない酢の活用法が注目に。女性も40歳代以降、発症率が高まるので、酢の習慣を高血圧の予防に役立てて。

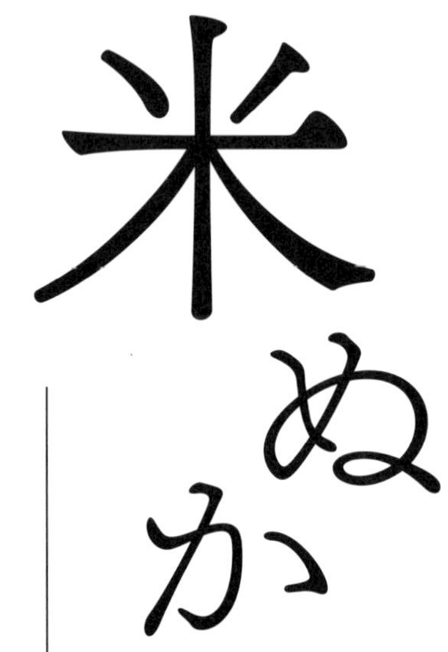

米ぬか

玄米のいいとこ取りで腸内環境を整える

いいこと 1

腸内環境を整える食物繊維が豊富

米ぬか10gあたりの食物繊維量は、2.1g。ごぼうの約4倍、さつまいもの約10倍もの含有量があります。水に溶けない不溶性食物繊維が豊富なので、大腸内で便のかさを増やし、ぜん動運動を促進する効果も。食物繊維は腸内細菌のバランスを整える働きもあり、とくにやせ菌といわれるバクテロイデス菌を優勢にし、脂肪の吸収を抑えて燃焼させる短鎖脂肪酸をつくり出すといわれています。

米ぬか大さじ1

＝

玄米ご飯2杯分の

栄養がとれるんです！

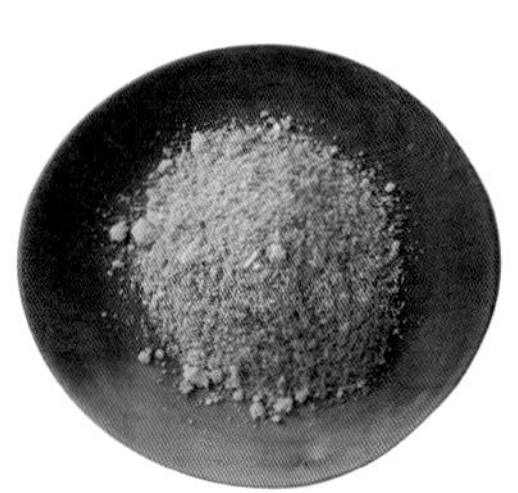

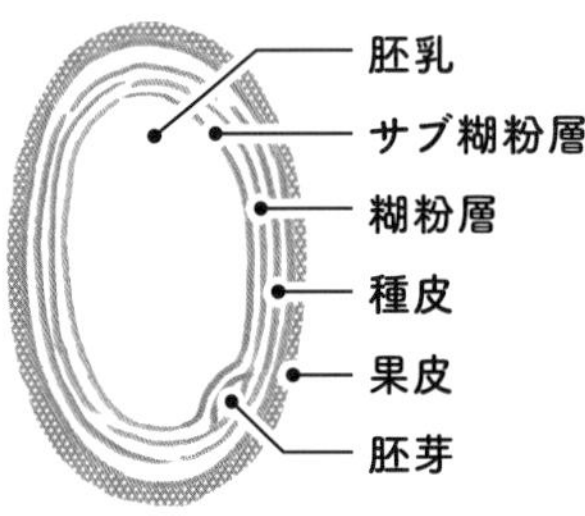

お米本来の栄養素は玄米にありますが、米ぬか大さじ1（約4g）を白米にふりかければ、白飯を食べながら玄米同等の栄養がとれることに。クセがないので毎日ラクにとり続けられます。

3つのおかげでやせやすくなる！

いいこと2

豊富なビタミンB群で代謝をスムーズに

ダイエットで重要な栄養素のひとつが、三大栄養素の代謝を助けるビタミンB群。ビタミンB_1は糖質をエネルギーに変えるために必要で、米ぬかは食品中トップクラスの含有量。米ぬかを毎日とれば、過度な糖質制限をしなくても糖質をきちんと消費できるようになります。ビタミンB_2は脂質代謝に、B_6、ナイアシンはたんぱく質、アミノ酸代謝に必要で、酵素を正常に働かせるために役立ちます。

いいこと3

植物ステロールが中性脂肪を下げる

コレステロールは体の細胞膜や副腎皮質ホルモン、胆汁酸などをつくる材料としてとても大切です。ただし、体内に増えすぎると血管を詰まらせて、重大な循環器疾患を招く恐れが。米ぬかの油に含まれるγ-オリザノール、植物ステロールには、小腸での悪玉コレステロール（LDL）の吸収を抑えて中性脂肪を減らす働きがあり、肥満による内臓疾患を予防します。

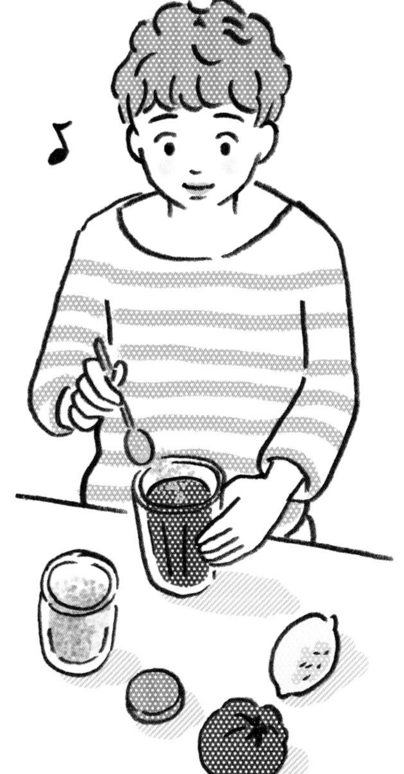

代謝を高めて排出を促すスーパーフード

米ぬかは、玄米を精米したあとに残った「ぬか層」と「胚芽」部分で、白米を食べる現代人にとってはほとんどなじみがなくなっています。でも、米ぬかを廃棄物というには、あまりにももったいない。じつは米の栄養成分の95％はぬか層にあるといわれており、糖質の代謝に必要なビタミンB_1や便通を助ける食物繊維、コレステロール値を下げる植物ステロールなど、やせるために重要な成分がふんだんに含まれているのです。

玄米は炊く手間や食感が悪いなどで敬遠する人も多いのですが、米ぬかはパウダー状で食べやすいのがいいところ。ご飯や料理にふりかけるなど使い方も万能です。バランスが悪い現代人の食生活改善に、米ぬかは最高の切り札といえます。

米ぬか効果

美肌、認知症予防、老化防止、血行改善など、その健康効果は枚挙にいとまがないほど。知られざる効能を紹介します。

米ぬかにはビタミンA、C以外の主要な栄養素がほとんど含まれているうえ、機能性成分も豊富。ダイエットのほか、多くの健康効果が期待できます。

なかでもγ-オリザノール、フェルラ酸、フィチン酸といった米ぬか特有の成分には、神経細胞の修復や有害物質の排出といった働きがあり、注目を集めています。

じつはこんなに栄養が豊富！

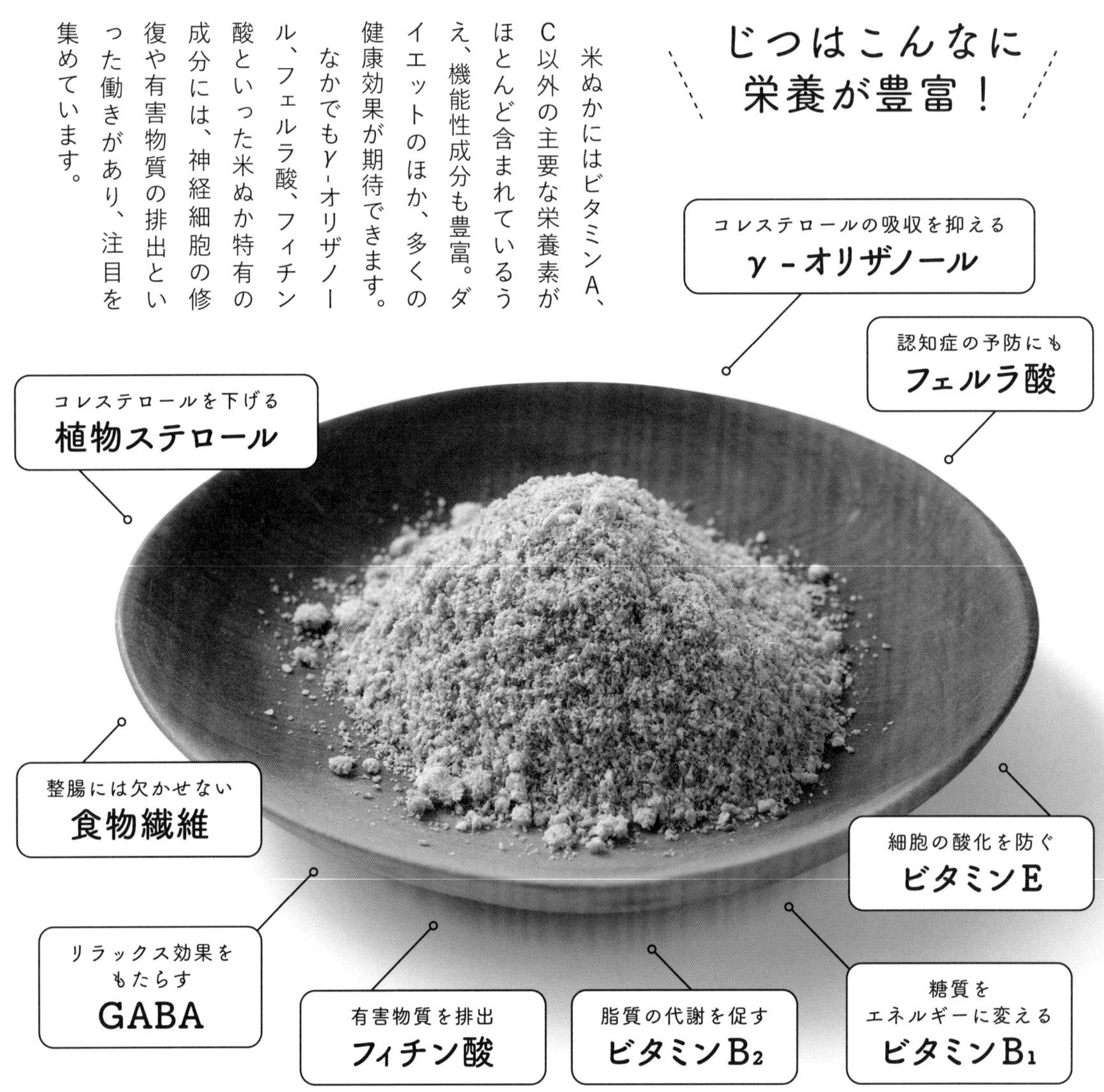

コレステロールの吸収を抑える
γ-オリザノール

認知症の予防にも
フェルラ酸

コレステロールを下げる
植物ステロール

整腸には欠かせない
食物繊維

細胞の酸化を防ぐ
ビタミンE

リラックス効果をもたらす
GABA

有害物質を排出
フィチン酸

脂質の代謝を促す
ビタミンB2

糖質をエネルギーに変える
ビタミンB1

玄米に含まれる優れた栄養素をとれるスーパー食材

ダイエット以外にもうれしい

米ぬかが体にいいワケ

認知症やもの忘れを予防

米ぬかに含まれる天然のポリフェノール、フェルラ酸は、アルツハイマー型認知症の原因とされる脳内のアミロベータを減らすことが動物実験で実証済み。軽度認知障害への効果が認められています。また、γ-オリザノールは血管を拡張して血行をよくするので、脳の血流低下、もの忘れの予防に役立つと考えられています。

がんや生活習慣病の予防に役立つ

がん、生活習慣病など日本人の死因の上位を占める疾病は、細胞を酸化させる過剰な活性酸素が一因。米ぬかに含まれるγ-オリザノール、フィチン酸、フェルラ酸には、活性酸素から体を守る抗酸化物質が含まれ、大腸がん抑制や皮膚がんの原因となる紫外線吸収防止作用も。米ぬかの摂取が、増加傾向の疾病予防になると期待されています。

強い抗酸化力で美肌効果も！

酸化しにくい米ぬかの油脂は、肌の乾燥対策に効果満点。ビタミンEの一種で強力な抗酸化力を持つトコトリエノールがしみやそばかすを防ぎ、γ-オリザノール、フェルラ酸が皮膚の油分、水分を補います。最近の研究では、アレルギーを起こす「IgE抗体」を抑制し、皮膚のかゆみや炎症を抑える働きも報告されています。

動脈硬化の予防効果も期待できる

米ぬかの食物繊維に含まれるフィチン酸、天然ポリフェノールのフェルラ酸は、血液の凝固を防いだり、血糖値降下作用、血液や肝臓の脂質を低減させる働きがあるとされています。γ-オリザノールに豊富に含まれる植物ステロールも血中コレステロールを下げるので、併せて動脈硬化、脂質異常などから血管を守ります。

Part

02

みそ・酢・米ぬかの種類と選び方&使い方アイデア

ひと口にみそ、酢、米ぬかといっても、原材料や配合、熟成などによって、味わいや栄養素、健康成分の含有量が変わります。それぞれの種類や選び方、使い方のポイントとともに、簡単に取り入れる方法もご紹介。3つの食材を上手に活かしてやせ習慣をつくりましょう。

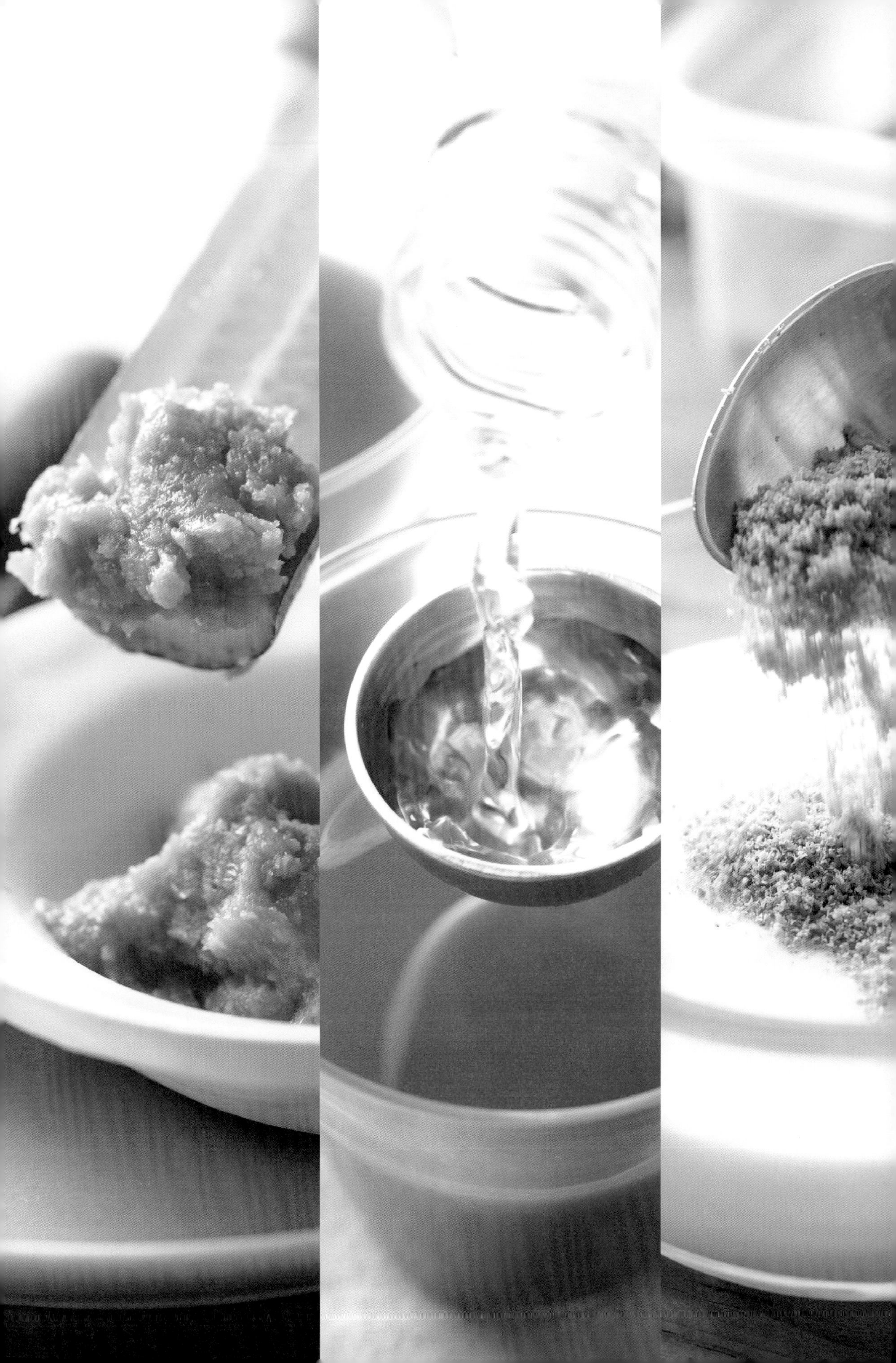

みそ

熟成期間の長いものがおすすめ

濃い色のみそは栄養成分が豊富

風土や時代を背景に、独自の調味料文化を持つみそ。日本には郷土が育んださまざまな種類や味わいがありますが、どんなみそを選ぶか迷ったら色に注目してみましょう。

みその色は、醸造中の温度が高く、期間が長いほど濃くなるのが特徴。これらの度合いが増すと色素成分のメラノイジンが増え、食物繊維に似た働きで腸内細菌のバランスを整えるといわれています。愛知県岡崎市の八丁みそをはじめとする豆みそは、醸造期間が長め。たんぱく質も豊富で、必須アミノ酸の補給にもぴったりです。米みそ、麦みそも製法によって同様の効果が得られるのでぜひ色に注目してみましょう。

みそは大きく3種類に分けられます

みそは原料の配合によって、大きく3種類に分けられます。このほか、2種類以上合わせたものは「調合みそ」「合わせみそ」と呼ばれています。

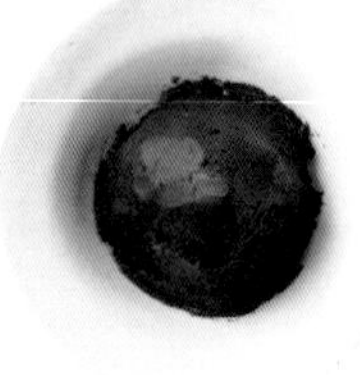

豆みそ

大豆麹、大豆、食塩で仕込んだもの。愛知、三重、岐阜の東海地方で主に作られ、熟成期間が長いものが多い。

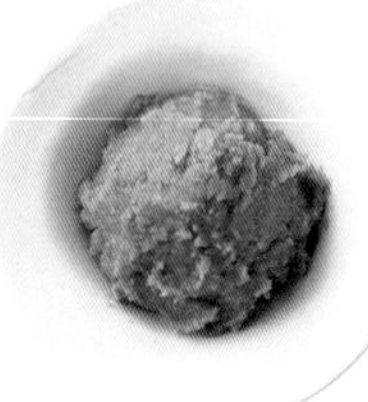

米みそ

大豆、米麹、食塩で作られ、国内のみその8割を占める。甘口系、辛口系があり、甘口の白みそは熟成期間は短い。

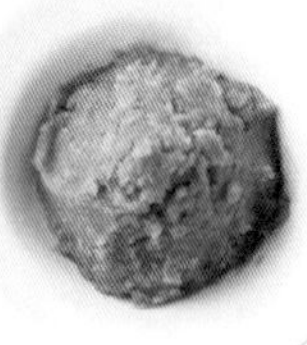

麦みそ

大豆や裸麦で作った麹を大豆と食塩で仕込んだもの。国内では中国地方以西で多く生産されている。

みその分布とご当地みそ

風土気候や栽培環境、食習慣などさまざまな条件により、日本には地域色豊かなみそが数多く作られています。一般的に多いのは米みそですが、東海地方の豆みそ、九州に多い麦みそなど特有の味を試してみるのも楽しいもの。

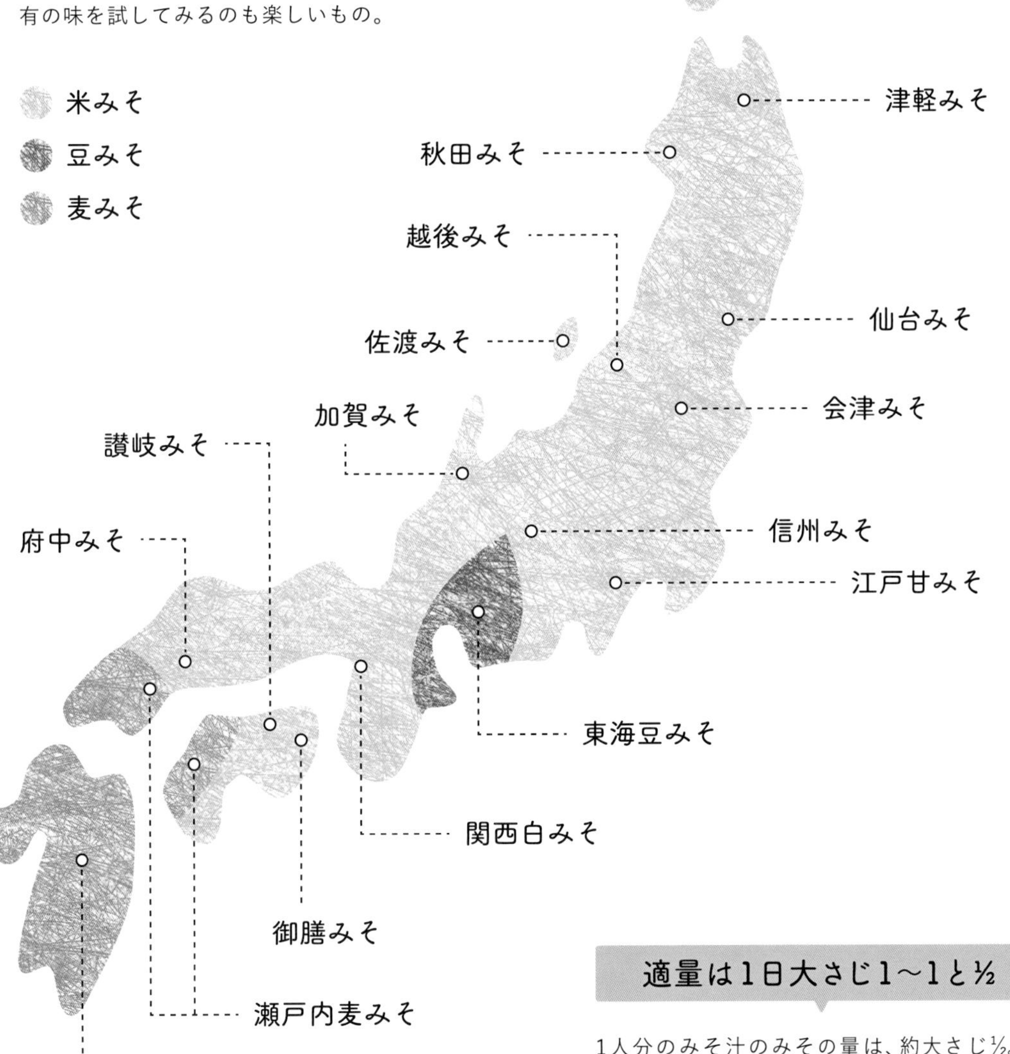

適量は1日大さじ1〜1と½

1人分のみそ汁のみその量は、約大さじ½。朝昼夜と毎食飲んでもとりすぎにはなりません。みその塩分は細菌の増殖を抑える抗菌的な働きもあり、必要なものでもあります。

香ばしい香り。
お弁当にも

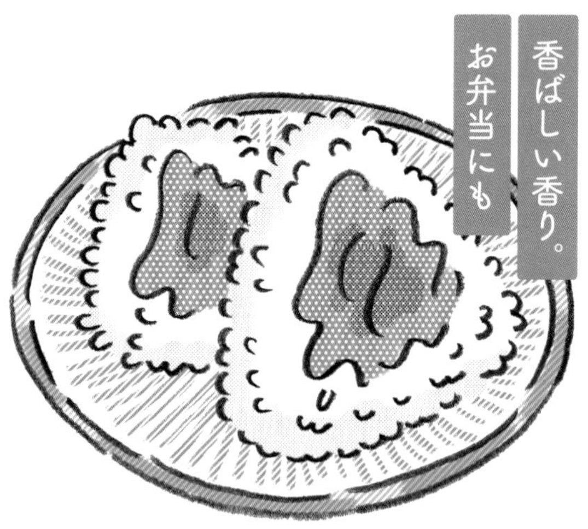

【みそ焼きおにぎり】

1個分／温かいご飯100～120ｇをにぎり、みそ小さじ2を表面に塗る。オーブントースターで3～4分焼く。

【みそ白湯】

作りやすい分量／白湯150㎖にみそ小さじ1を溶き混ぜる。朝のみそ汁代わりにも。

お茶感覚で
飲める！

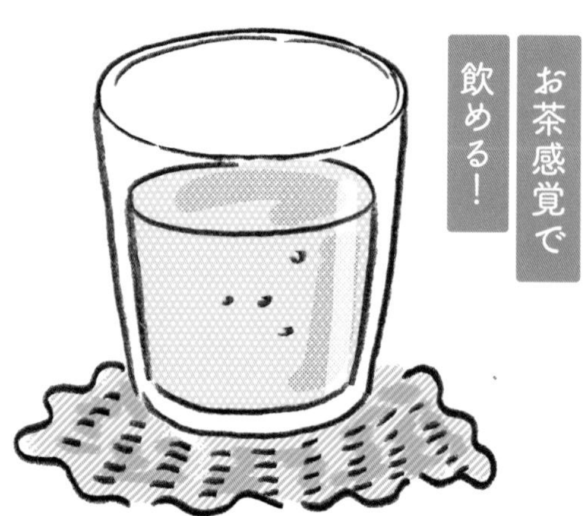

大豆が原料のみそはアミノ酸が多く、どんな食材と合わせてもおいしくなじむ万能調味料。ペーストとしても使いやすい濃度なので、ディップ感覚で使っても。

【みそマヨトースト】

1枚分／食パン1枚にみそ小さじ1を薄く塗り、マヨネーズ適量をかけてオーブントースターで3～4分焼く。

みその塩けが
パンに合う！

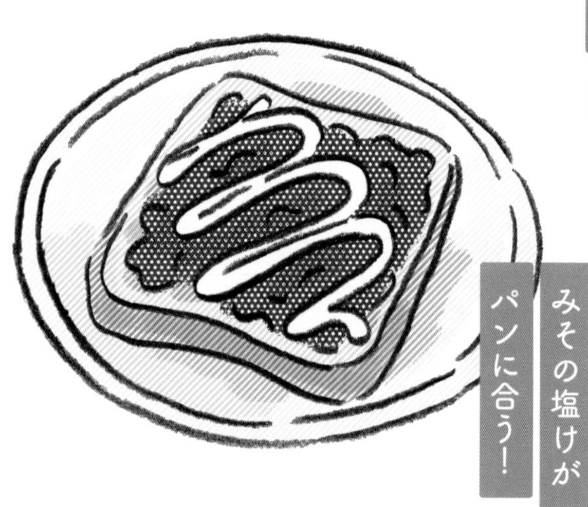

すぐ作れる
簡単おつまみ

【もろきゅう】

作りやすい分量／スティック状に切ったきゅうり適量にみそを添える。

手軽に毎日！
みそアイデア

【みそとろろ】

作りやすい分量／長いも150gをすりおろし、みそ小さじ2〜大さじ1を混ぜる。

しょうゆの代わりのみそが新鮮

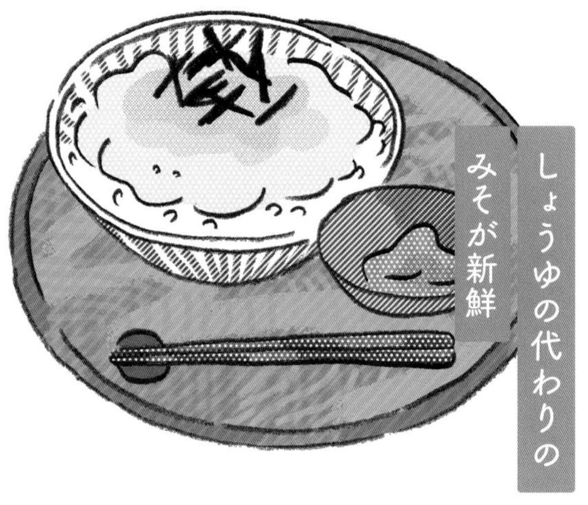

【みそヨーグルトディップ】

さっぱりとした風味

作りやすい分量／プレーンヨーグルト50g、みそ大さじ1、はちみつ、好みで豆板醤を各小さじ½加えて混ぜる。野菜スティックやゆで野菜などに。

【豆腐のみそ漬け】

作りやすい分量／木綿豆腐1丁はしっかり水きりし、全体にみそ大さじ2を塗る。ペーパータオルで全体を包み、冷蔵室にひと晩おく。食べるときはみそを軽くぬぐう。

ごま油をかけたり、わさびを添えて

好みの薬味をのせても

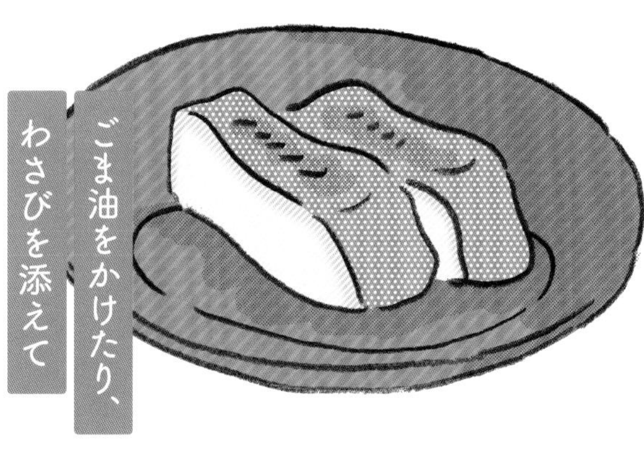

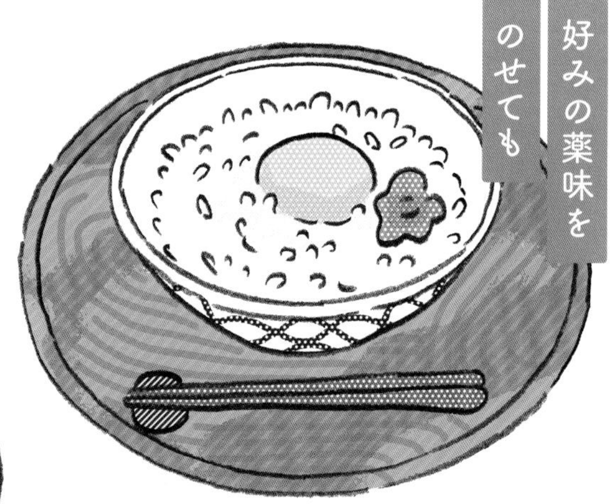

【卵かけご飯みそ風味】

1人分／茶碗1杯分のご飯に卵1個をのせ、みそ小さじ2を添える。混ぜていただく。

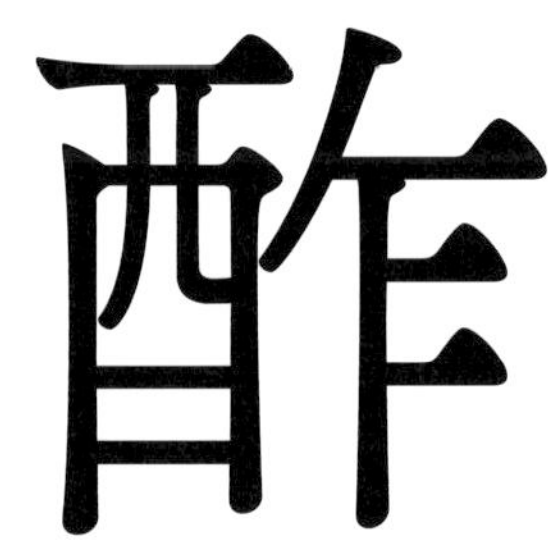

酢

有効成分が豊富な黒酢に注目

玄米と発酵のW効果で健康に

酢は種類によって酸味や味わいが異なるので、使い方によって選ぶのが基本。たとえばすし酢や酢のものなら米酢、炒めものなら穀物酢など、調理法や食材と相性のいいものを取り入れるといいでしょう。健康効果で考えるなら、玄米から作られる黒酢がおすすめ。栄養豊富な玄米を長期熟成するため、必須アミノ酸や脂肪細胞の分化、増殖を抑制するメラノイジン、ビタミン、ミネラルが豊富で、代謝アップに役立ちます。イタリアのバルサミコ酢や中国の香酢なども風味やコクが黒酢に近いことで注目を集めています。

その他の酢でも「静置発酵」と呼ばれる昔ながらの醸造方法で作られたものは、酢酸菌の力だけで発酵させるので、より酢酸菌の効果が期待できます。

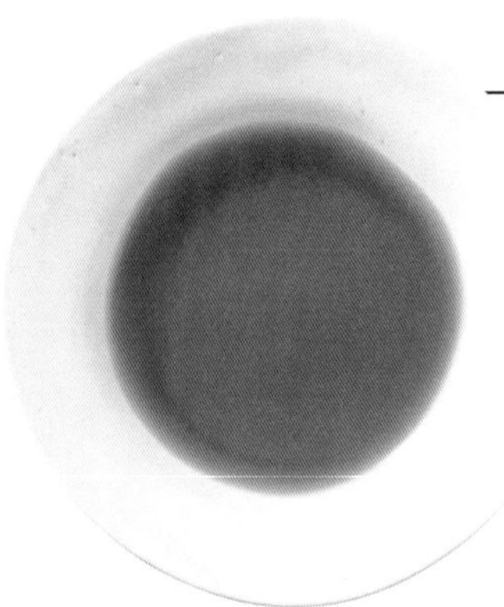

黒酢とは

米酢の一種で、原料は玄米。鹿児島県霧島市の福山町は黒酢の名産地として知られる。長期熟成によって豊かなコクと風味が生まれるため、とくに飲料で利用される。

適量は1日大さじ2〜3

強い酸性食品でもあるため、大量にとると歯や骨に含まれるカルシウムなどのミネラルを溶かしたり、胃の粘膜を荒らす恐れも。原液で直接飲むことは控え、料理や薄めて飲料としてゆっくり摂取します。1日の上限は大さじ3を目安にして。

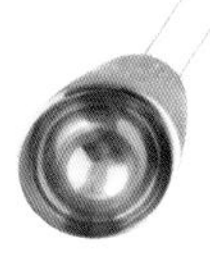
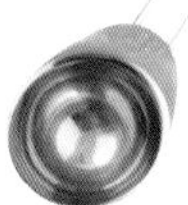
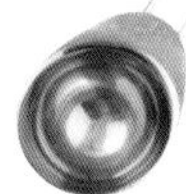

好みの酢を見つけて上手に使い分けましょう

日本のみならず世界中で作られている酢。種類や製造法によって香りや味が大きく変わるので、料理や目的に合わせて使い分けてみるとさらに酢の達人に！

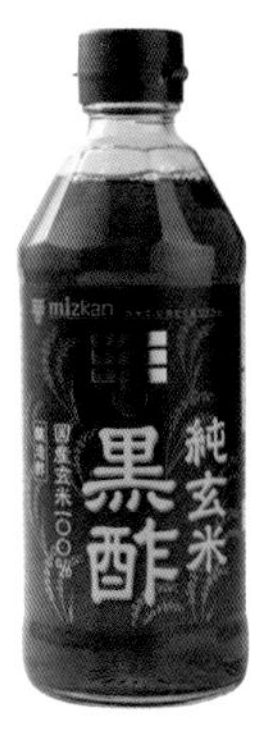

黒酢

玄米を原料として、長期間熟成、発酵させる。米酢よりアミノ酸が多く、酸味が少ないため飲料用として人気。

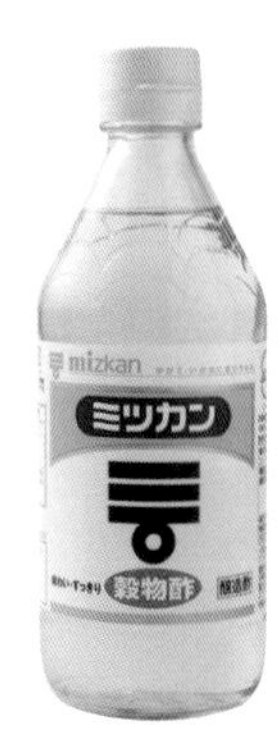

穀物酢

小麦やとうもろこしなど米以外の穀物を使って作られ、さっぱりとした酸味が特徴。加熱に強く炒めものに向く。

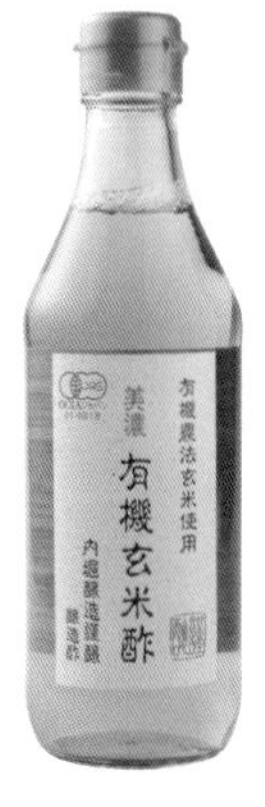

玄米酢

黒酢と同じ製法で作られるが、熟成期間は短く、色も薄い。まろやかでコクがあり、幅広く使いやすい。

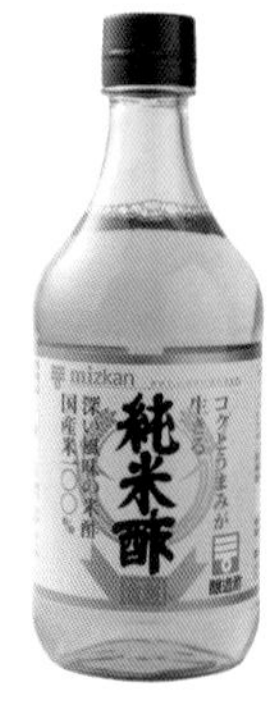

米酢

米から作られた酢でほのかな甘みやまろやかさがあり、すっきりとした味わい。和食によく合う。

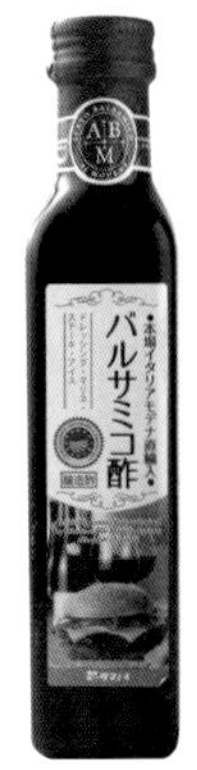

バルサミコ酢

長期熟成、発酵したイタリア特産の香り豊かな果実酢。まろやかな甘みと酸味で肉料理にも魚料理にも使える。

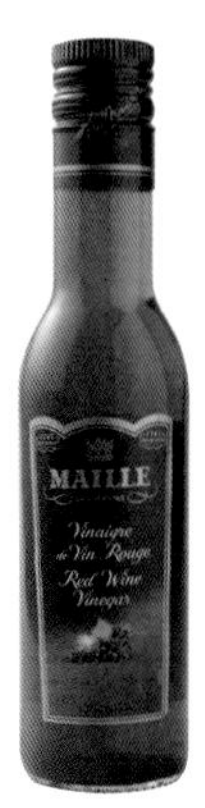

赤ワインビネガー

赤または黒のぶどうの果汁と果皮で作られる。整腸作用のある酒石酸が多く、煮込み料理のコク出しにおすすめ。

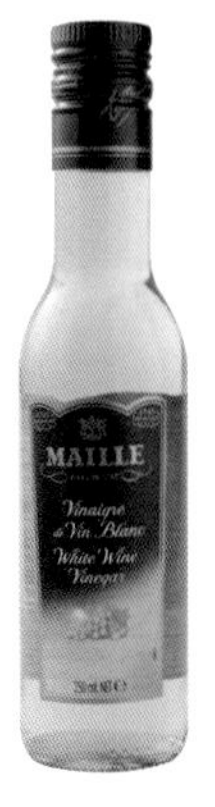

白ワインビネガー

緑色のぶどうの果汁をアルコール発酵して作られたもの。すっきりした味わいでドレッシングやマリネ酢に向く。

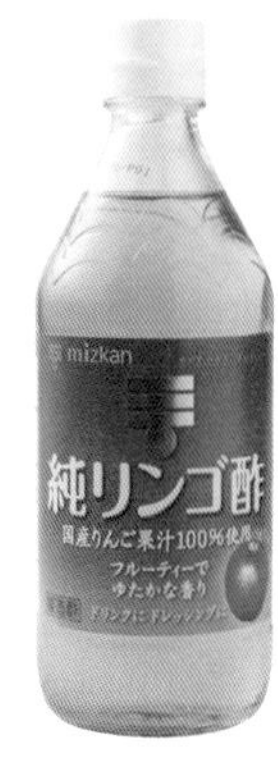

りんご酢

甘く完熟したりんご果汁から作られる。上品な香りで酸味も穏やかなため、ドレッシングやソースにも使われる。

目覚めの1杯にも
おすすめ

【炭酸割り】

黒酢、りんご酢、穀物酢など／酢大さじ1に炭酸水200㎖を注いで混ぜる。

【トマトジュース割り】

穀物酢、りんご酢など／トマトジュース150㎖に酢大さじ1〜2を加えて混ぜる。

すっきりした
味わいで飲みやすい

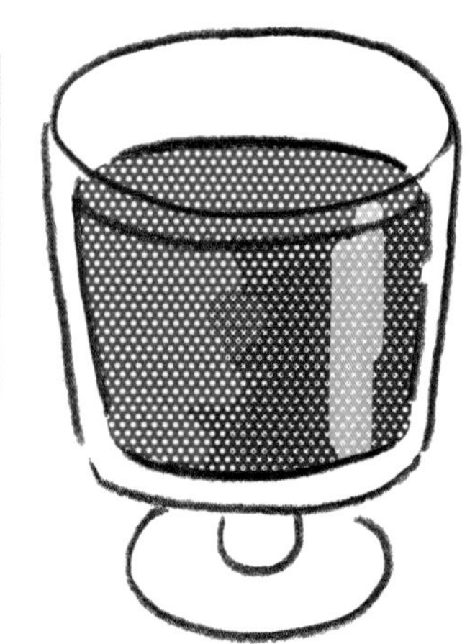

酢の特徴は酸味。脂っこい料理にふったり、飲み物や発酵食に加えたりと、いろいろな使い方ができます。市販の惣菜にかけるだけでも摂取できるので手軽。

好みの量を
混ぜるだけ
混ぜるとふわふわに
なります

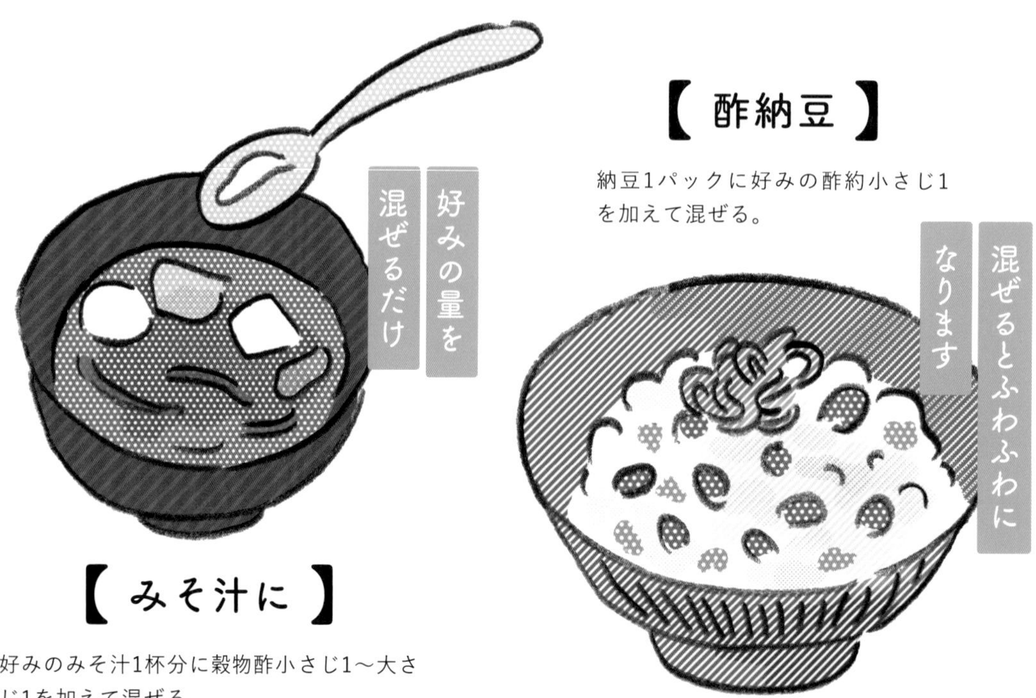

【みそ汁に】

好みのみそ汁1杯分に穀物酢小さじ1〜大さじ1を加えて混ぜる。

【酢納豆】

納豆1パックに好みの酢約小さじ1を加えて混ぜる。

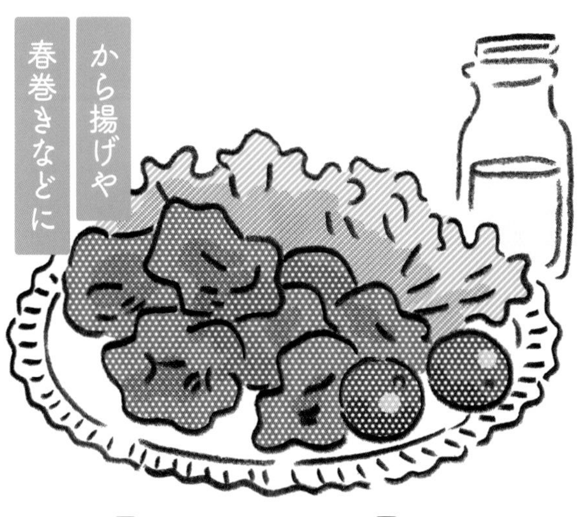

【黒酢シロップ】

黒酢3に対し、砂糖1を合わせて軽く煮つめる。ヨーグルトやアイスクリームにかけ、好みでフルーツを添えて。

コクのある
甘酸っぱさがおいしい

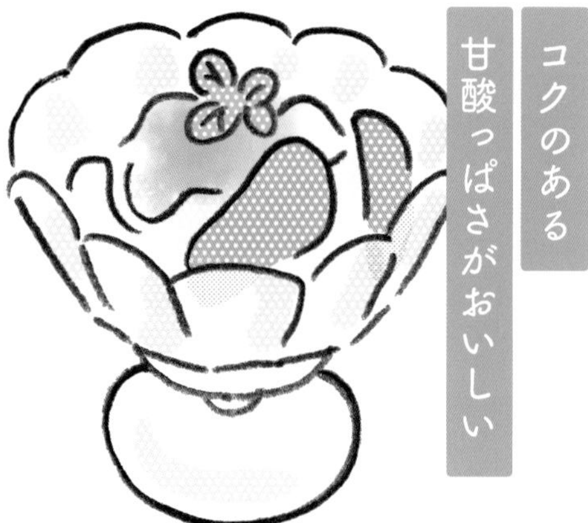

【揚げものに】

レモンを絞る代わりに、好みの酢を適量回しかける。

手軽に毎日！

酢アイデア

【あんかけ麺に】

穀物酢、黒酢など／好みの量（大さじ1ほど）の酢を回しかける。中華丼やあんかけ焼きそばなどにも。

味変も
楽しめます

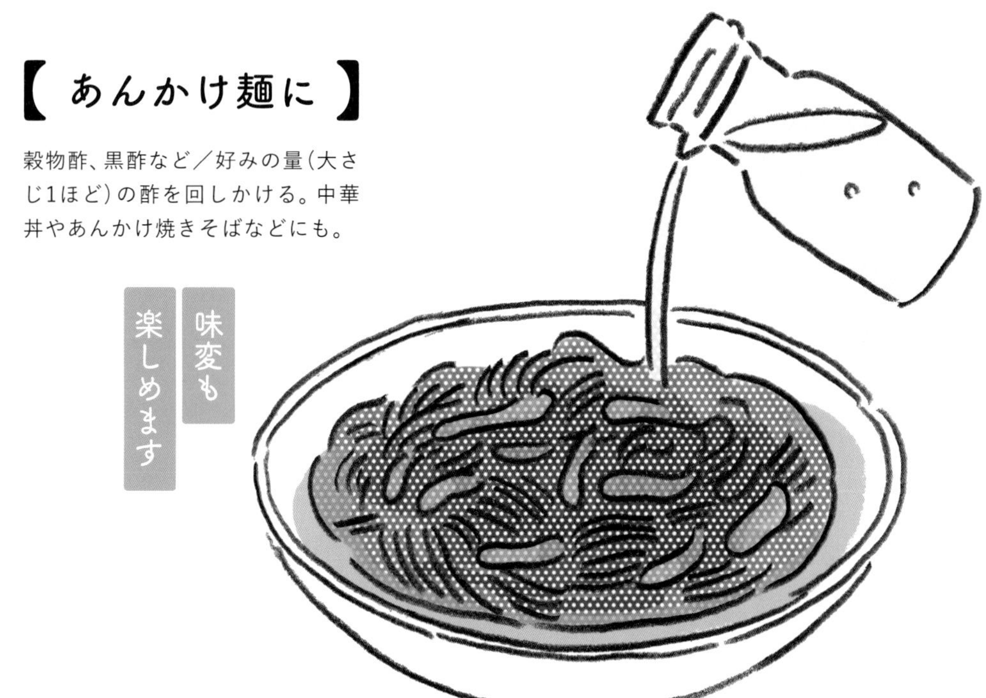

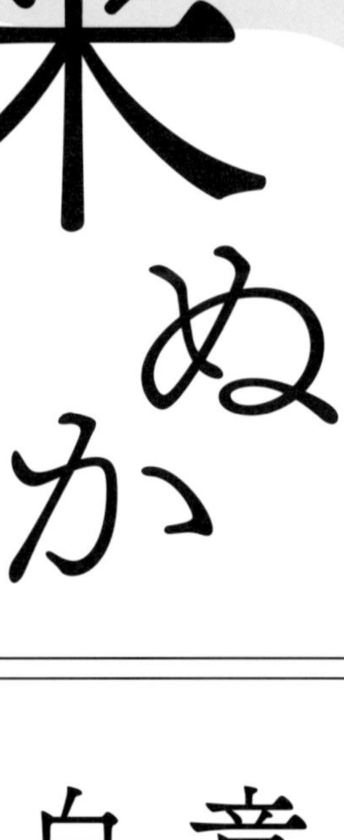

米ぬか

意外に使いやすい 自家製も簡単！

精米店またはネットショップで入手して

米ぬかは玄米の廃棄物なのでスーパーではあまり扱っていませんが、精米店で分けてもらったり、オンラインショップで農家から直接購入するなどさまざまな入手方法があります。また家庭用の精米機があれば、自分でその都度精米して、新鮮なぬかを少量ずつ手に入れることもできます。購入後は冷凍保存ができますが、量が多いと使いきるのに時間がかかります。まとめ買いはせず、100~300g程度のものを買うようにしましょう。

米ぬかはぬか床のイメージが強いですが、調理で使う場合は食用の「生ぬか」または「いりぬか」を選ぶのがポイント。玄米の部分を食べるので、気になる人は無農薬や減農薬、自然栽培の米ぬかを選ぶと安心です。

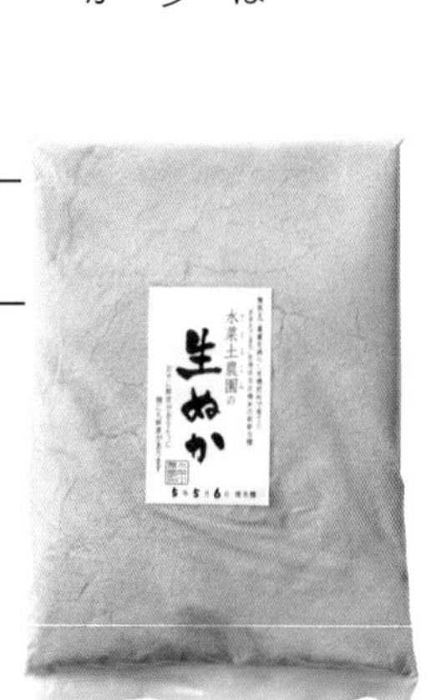

生ぬか選びのポイント

○ 食用であること

食用の米ぬかにはいりぬか用とぬか床用があるので、必ずいりぬか用を購入すること。

○ 無農薬や減農薬のもの

農薬が少ない米ぬかはインターネットで検索を。最近は個人の農家でも販売しています。

○ 精米仕立ての鮮度が高いもの

古いぬかは酸味のある臭さが出てきます。できるだけ新鮮なものを使いましょう。

適量は1回大さじ2程度

一度にとりすぎるとお腹がゆるくなったり、ガスがたまったりする場合も。まずは1回大さじ1～2でとり始め、最大1日大さじ3程度までにします。調子が悪いときは量を減らすか、市販のいりぬかなら種類を変えても。

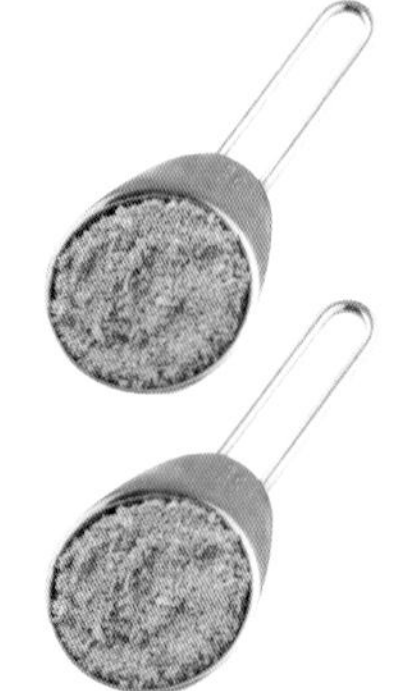

作ってみましょう！　自家製いりぬか

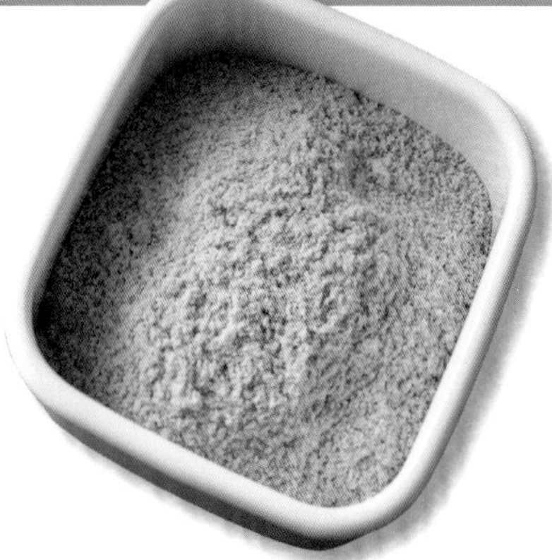

生ぬかをフライパンでいるだけ。新鮮な生ぬかで作れば、ぬか臭さもなく、きなこのように香ばしい風味です。鮮度を保つため、食べきりやすい量で作るのがコツ。

材料（作りやすい分量）

生ぬか ………… 100g

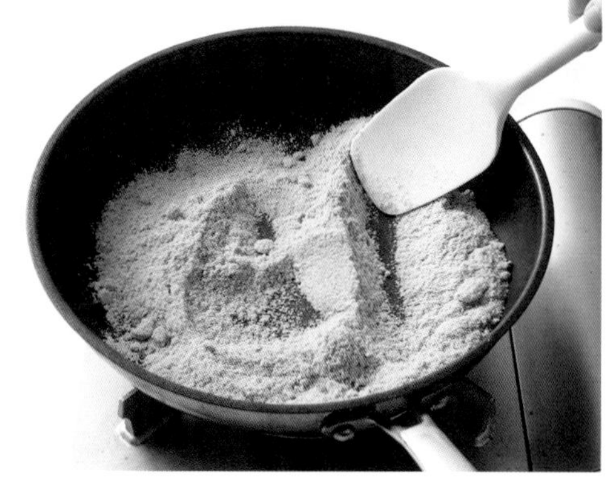

1　フライパンに生ぬかを入れて弱火にかけ、へらなどで手早く混ぜながら4〜5分いる。

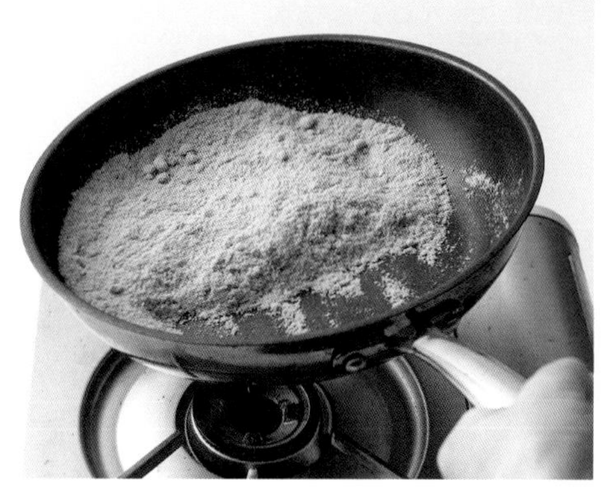

2　焦げるのが心配なときは、フライパンを少し浮かせて火から離して。

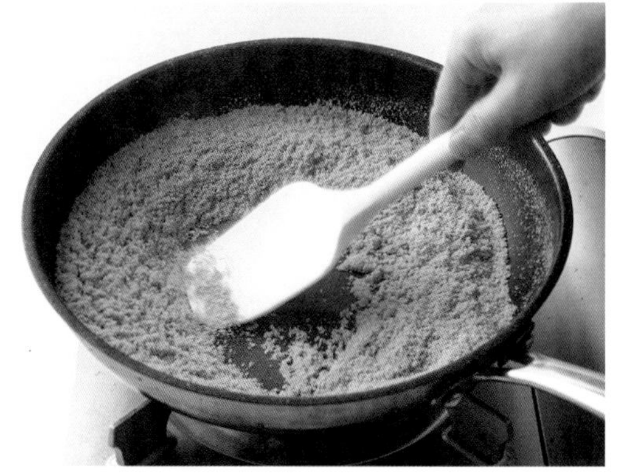

3　香ばしい香りがして少し色づいてきたら、さらに混ぜてだまっぽい部分をつぶす。

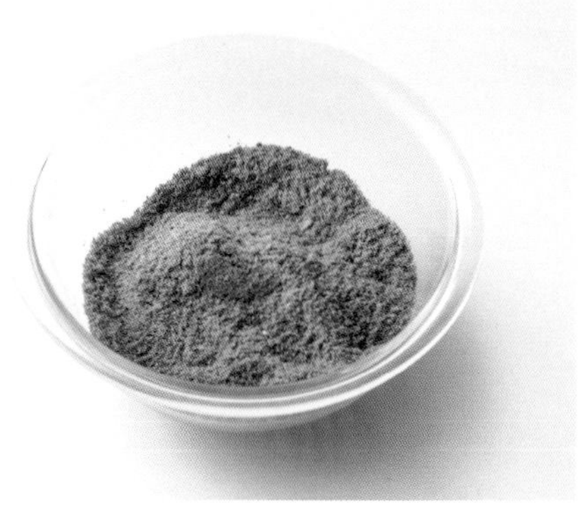

4　均一に色づいたら火からおろし、熱いうちにボウルに入れて粗熱を取る。

自家製いりぬかの保存方法

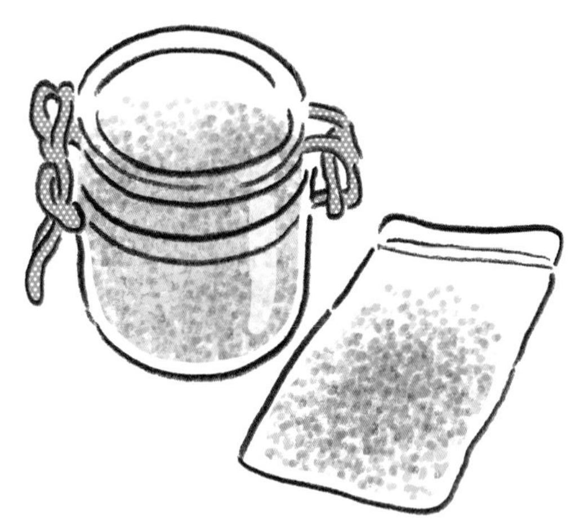

いったぬかは、保存袋に入れて冷蔵保存がおすすめ。霜がつかず、サラサラの状態で保存できます。冷蔵1週間、冷凍1か月を目安に使いきって。

まずは市販品で試してみても！

いりぬかは市販品でも手に入れられます。
スティック状のものなど持ち運びしやすいタイプもあるので、目的に合わせて選んで。

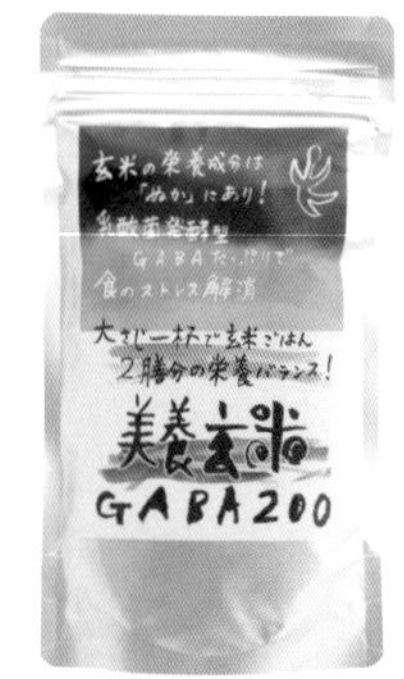

150ｇ￥1,944（税込）／プレマラボ

美養玄米 ギャバ200

ビタミン、ミネラル、食物繊維、フィチン酸、たんぱく質、脂質など体に必要な40種類以上の栄養素のほとんどがバランスよく含まれ、玄米以上の栄養価がとれます。精神安定をもたらす天然アミノ酸のギャバも豊富。

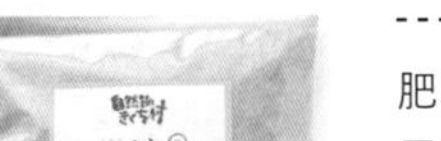

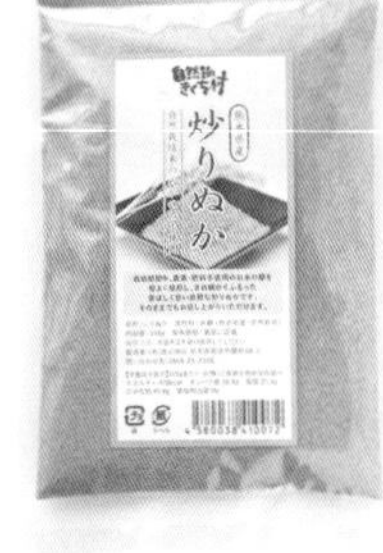

100ｇ￥290（税込）／自然派きくち村

炒りぬか

肥料、農薬、除草剤不使用の熊本県産・自然栽培米の米ぬかを、精米したての状態でていねいにいり上げ、ふるいにかけて上質な部分のみ使用。自然な甘みで香ばしく、料理、お菓子、トッピングなどに幅広く使えます。

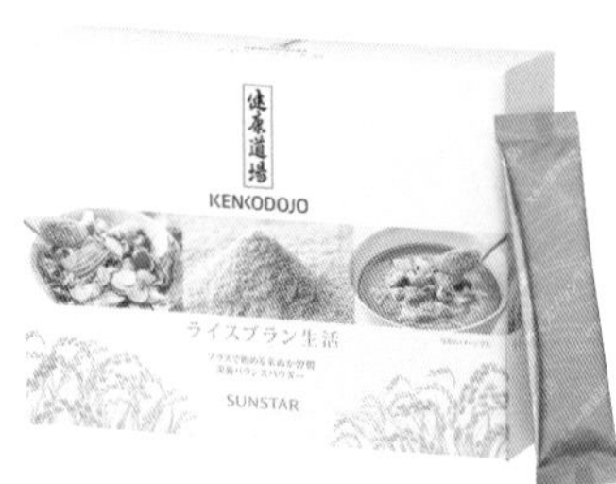

5ｇ×30袋￥3,888（税込）／サンスター

健康道場 ライスブラン生活

食物繊維、鉄、ミネラル、ビタミンB_6など玄米1膳分の栄養と、骨や歯の形成に必要なカルシウム、ビタミンD、マグネシウムなどが手軽にとれます。やさしい甘みのきなこ風味で、持ち運びもできるスティックタイプ。

※本品は玄米まるごとではなく、特に栄養の集中している米ぬか（玄米の果皮・胚芽部分）を使用しています。
食物繊維、鉄、マグネシウム、ビタミンB_6、ナイアシンが玄米ご飯1膳（150ｇ）分入っていることを確認しています。

㊣サンスター ☎0120-008241　自然派きくち村 https://www.kikuchimura.jp/　プレマラボ ☎03-3537-0366

米ぬかQ&A

米ぬかを食べるのは初めてという人のために、
よくある疑問をまとめました。体に合わない場合も
あるので、初めは様子を見ながら摂取して。

Q 早く効果を出したいので、たくさん食べてもいい？

A どんな食べ物もたくさんとればいいわけではありません。米ぬかは栄養豊富ですが、一度の大量摂取はお腹の調子が悪くなる恐れもあるため、適量を習慣にしましょう。1日あたり、大さじ3程度（約12g）が目安です。

Q 米の品種によって効果に違いはある？

A 栄養素や健康成分は、品種による違いはほとんどありません。ただし、農作物ですから肥料、農薬など栽培方法による影響は考えられます。購入するときは、安全に配慮して作られた米（ぬか）を選ぶと安心です。

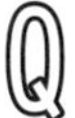

Q 面倒なので玄米は苦手なのですが、米ぬかなら大丈夫？

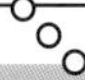

A 米ぬかは、玄米の食感が苦手な人や、炊くのが面倒な人に向いています。白米といっしょに米ぬかを食べれば、甘くてやわらかい白米の味を楽しみながら、玄米の栄養素が摂取できるので続けやすいですよ。

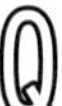

Q いってから使うのはどうして？

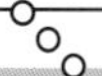

A 生の米ぬかはぬか床に使われることでもわかるように、微生物の発酵を促進します。腸内細菌が過剰増殖してバランスを崩さないよう、加熱で発酵力を弱めておくことが大切。水分をとばすことで酸化防止にもなります。

Q 子どもに食べさせても大丈夫？

A 子どもも食べられます。注意する点として、食物繊維が多いため、消化力が弱い3歳以下の子どもは様子を見ながら少量ずつ試して。消化力が落ちた高齢者も同様で、胃腸の負担にならないよう少しずつ取り入れましょう。

Q 米ぬかを食べてはいけない場合はありますか？

A お腹を壊しやすい、ガスがたまりやすいなど、消化器系にトラブルを起こしやすい人は注意が必要。よくいって発酵力を下げ、少量から様子を見て。食事制限が必要な人、治療中の人も主治医と相談を。

ひとふりで
ラクにとれます

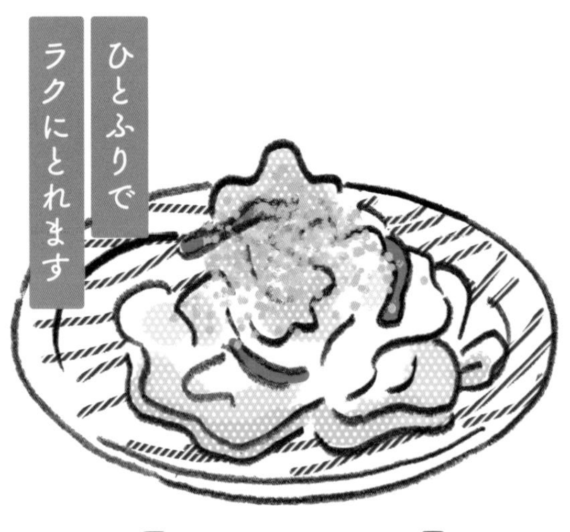

【漬けものに】

ぬか漬けなど、好みのつけものに
いりぬかをふる。

【ヨーグルトに】

プレーンヨーグルトにはちみつ、
いりぬかをトッピング。

きな粉感覚で
トッピング

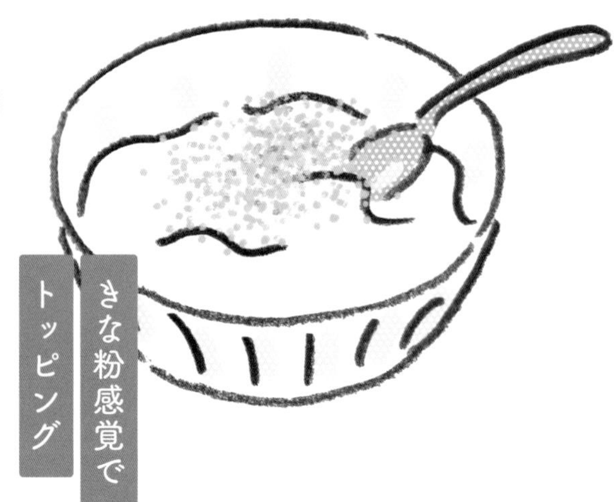

いちばん簡単なのは、何かにふりかけたり、混ぜたり、トッピング的な使い方。
新鮮なぬかをいれば、香ばしいきなこのような感覚でなんでも合わせられます。

トッピングとして
習慣にしても

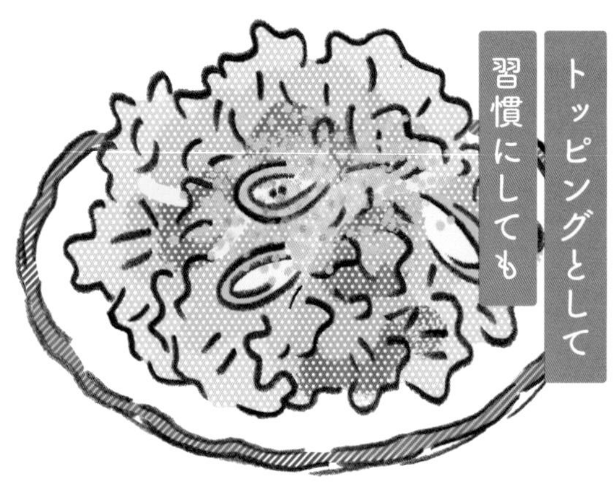

【サラダに】

好みのドレッシングをかけたサラダに、
いりぬかをふる。

【白いご飯に】

炊いたご飯に米ぬかをふる。
炊くときに混ぜても。

手軽に食べられる
玄米ご飯風

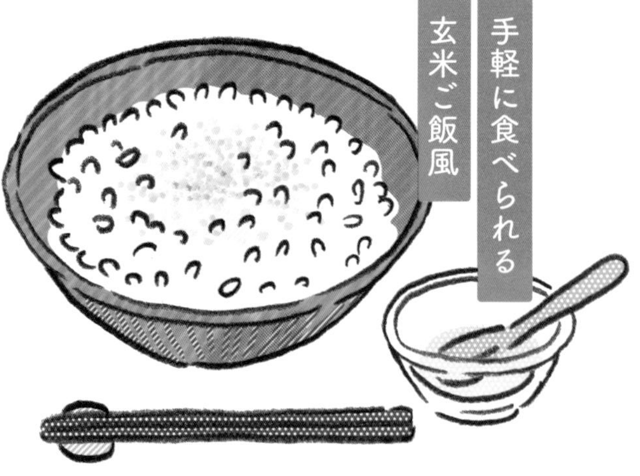

手軽に毎日！

米ぬかアイデア

【大根おろしに】

大根おろしにいりぬかをふって、しょうゆをかける。

おつまみにも
さっとひとふり

香ばしさが
クセになるおいしさ

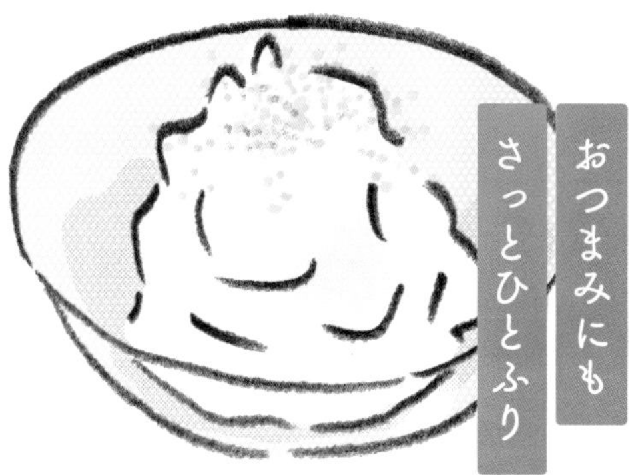

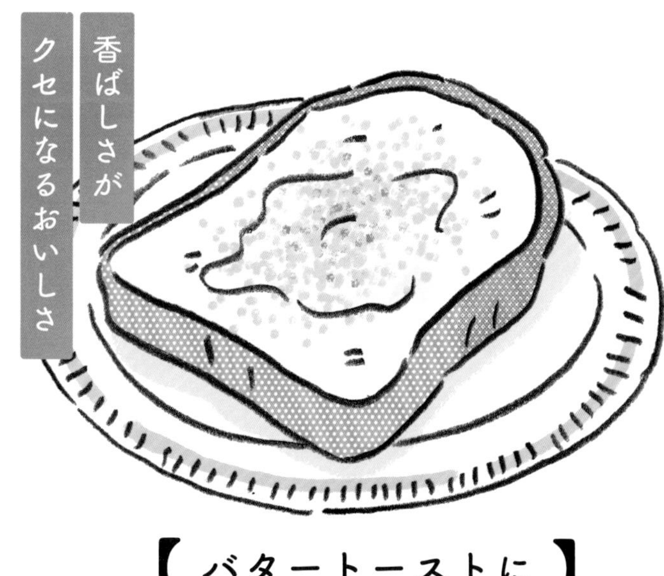

【バタートーストに】

好みの量のいりぬかをふる。

【納豆に】

納豆にいりぬかを混ぜる。

【パスタに】

パスタソースに混ぜたり、粉チーズとともにふる。

【スープに】

コーンポタージュなどのスープやみそ汁にトッピングしたり、混ぜる。

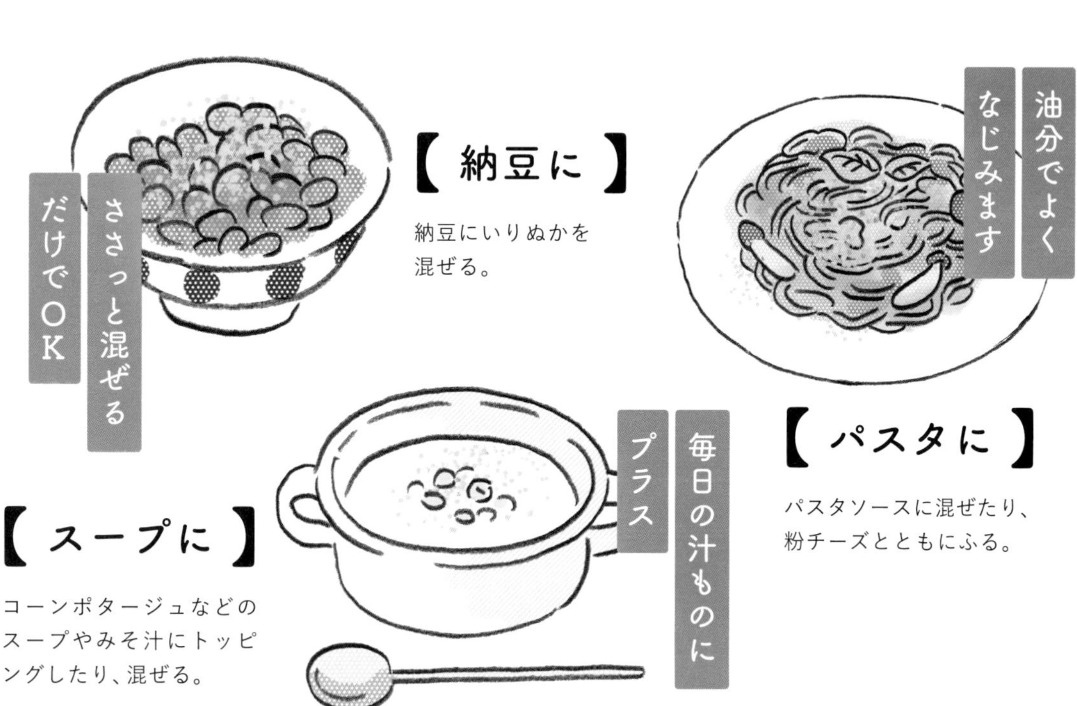

COLUMN

食べるだけじゃない

米ぬかは美容にも効く！

玄米の95%の栄養は米ぬかに含まれるといわれ、美容に役立つ成分もたっぷり！
昔から経験的に美肌コスメとして活用され、現代になって解明された成分や働きも。

美肌に効果あり！
米ぬかの美容成分

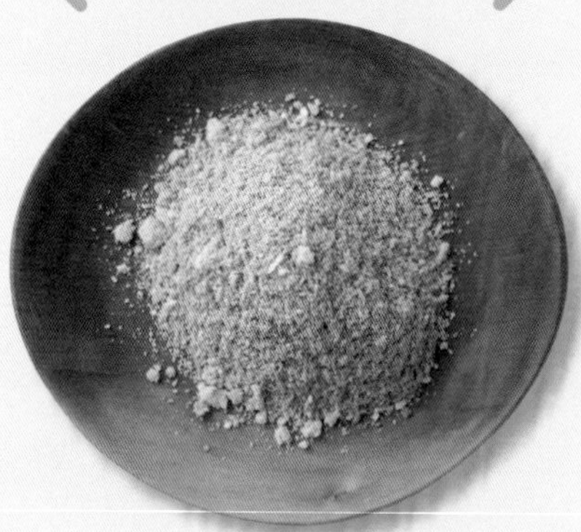

抗酸化力で老化を防ぐ
フェルラ酸

肌細胞に活力を与える
リン・カリウム

ダメージ肌の若返り
亜鉛

ニキビ吹き出物を防ぐ
アラビノキシラン

肌の奥まで浸透して保湿
セラミド

全身の新陳代謝をアップ
ビタミンB群

血流改善と老化予防
ビタミンE

メラニン色素を抑制
γ-オリザノール

新陳代謝を高めると肌が若返る！

江戸時代から米ぬかは美肌にいいと広まり、袋に詰めて肌を磨いたと伝わります。現代でも米ぬか由来のスキンケア商品は多く、美容効果が気になるところ。まず、米ぬかのすばらしい点は、油脂の多さによる肌表面のうるおいだけでなく肌の奥まで美肌成分を届ける浸透性のよさ。秘密は米ぬかに含まれる「セラミド」の働きです。

セラミドは皮膚層の細胞のすき間を満たす細胞間脂質。肌を乾燥や細菌感染などから守っています。米ぬかには同じセラミドが含まれ、肌に塗ると融合するため、しっとり感、もっちり感を実感できます。くり返せば、キメも整ったすべすべの肌に。このセラミドの働きで、従来は浸透しにくいビタミンやミネラルなど、米ぬかの美肌成分がしっかり肌の基底層や毛細血管まで届くのです。

また、米ぬかは代謝に関わるビタミンB群を豊富に含むこともも大きなメリット。肌はもちろん爪や髪まで、新陳代謝を促して健康に保ちます。

抗酸化力も高く、米ぬか特有のγ-オリザノールは、シミの原因になるメラニン色素の生成を抑制。血管を広げる作用もあり、毛根の先端まで栄養を届けて薄毛、抜け毛にも有効です。肌荒れの改善にも働く天然ポリフェノールのフェルラ酸など、米ぬかにはアンチエイジングにも働く美肌成分が豊富に含まれています。

おすすめ！ 米ぬかのスキンケアグッズ

純米洗顔

アミノ酸、ビタミンE・B群など豊富な米ぬかのうるおい成分を含む濃密泡フォーム。なめらかな洗い上がりで、しっとりすべすべの肌に。

135g ￥880／美人ぬかストア

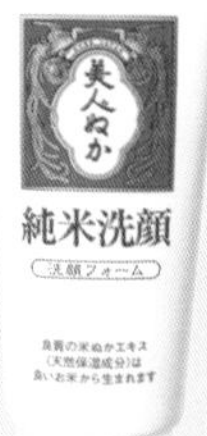

米ぬか美人NS-K スペシャル化粧水

肌のうるおいとバリアを守る9種類のコメ由来成分を配合。米ぬかエキス、日本酒(コメ発酵液)なども加え、肌の水分や油分を補います。

120mℓ ￥5,500／日本盛

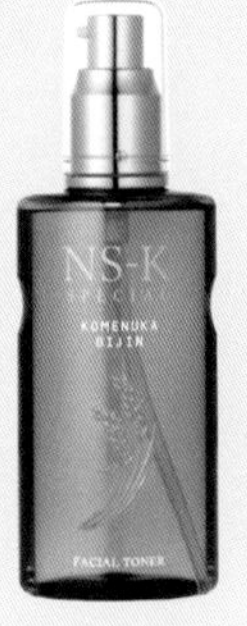

イナホ ディープ モイスチャー クレンジングオイル

コメ胚芽油をベースにコメヌカエキスやコメヌカ脂肪酸フィトステリルなど米ぬか由来成分をたっぷりと配合。うるおいを残しつつ汚れを落とします。

150mℓ ￥2,970／築野食品

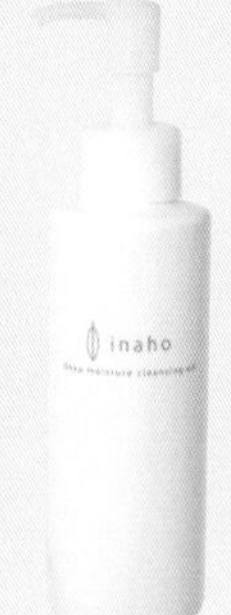

ブラン-ドリップ

米ぬかの油分を抽出したスキンケアオイル。高い保湿効果で肌や髪の乾燥や紫外線の負担を軽減。ダマスクローズ油の香りでアロマ効果もプラス。

100mℓ ￥4,800／プレマラボ

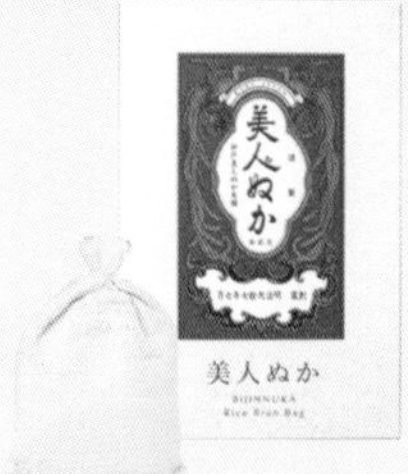

美人ぬか

安全な農法で栽培された米のうるおい成分を手縫いの木綿袋に。顔や体をなでるだけで表面の古い角質を落とし、うるおいを与えます。

50g ￥528／美人ぬかストア

NS-K 酒粕エキス配合入浴料

コメヌカエキス、酒粕エキス、コメ胚芽油を配合。肌にうるおいを与え、肌荒れを防ぎます。ヒノキの香りもリラックス効果満点。

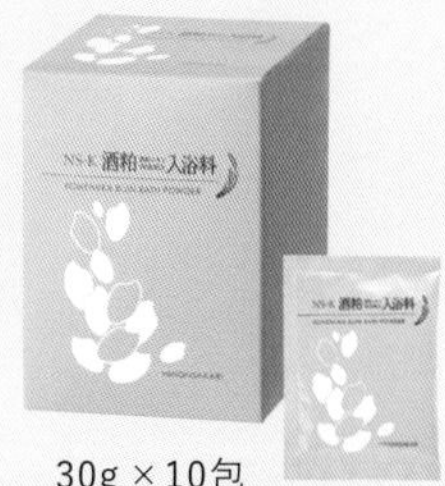

30g×10包
￥2,750／日本盛

カリス ナチュラルソープ工房 米ぬか石鹸 140g

無農薬栽培の米ぬかを加えたシンプルな無添加石けん。伝統的な技法で作る釜炊き製法で、顔にも体にも使えるやさしい洗い上がり。

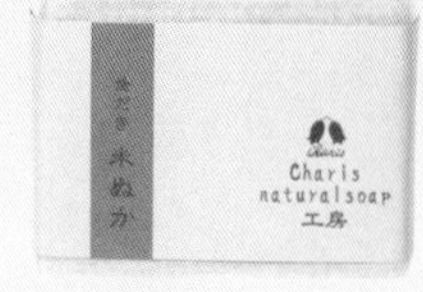

￥1,078／カリス成城

問カリス成城 ☎03-3483-1960　築野食品 0120-818-094　日本盛 0120-878-906　美人ぬか 0120-81-3951　プレマラボ ☎03-3537-0366

米ぬかで作れます！ 温熱カイロ

材料

米(玄米) ……… 200g
生ぬか(香りが気になる場合はいる) ……… 150g
粗塩 ……… 50g

使い方

電子レンジ対応のジッパー袋に入れ、口を閉じて電子レンジ600Wで1分30秒加熱する。ジッパー袋から出してカイロとして使う。

作り方

1 通気性や耐熱性のある布地で、15×25㎝ほどの細長い袋を作る。カバー用にひとまわり大きな袋も作る。

2 すべての材料を混ぜて1に入れ、入れ口を縫い合わせる。カバー用の袋に入れる。

※加熱しすぎないように注意。熱いときはタオルに包んで使用しましょう。ケガや痛みがある箇所には使用を控えてください。

Part

03

無理なく続けられる みそ・酢・米ぬかのレシピ

やせる3つの食材は、日々の食事のなかで
取り入れやすいことがメリット。みそ、酢は味つけに、
米ぬかは粉末の食材として、いろいろな料理に
使えます。すべて日本人の舌に親しみやすい味なので、
ダイエットを意識せずに続けられます。

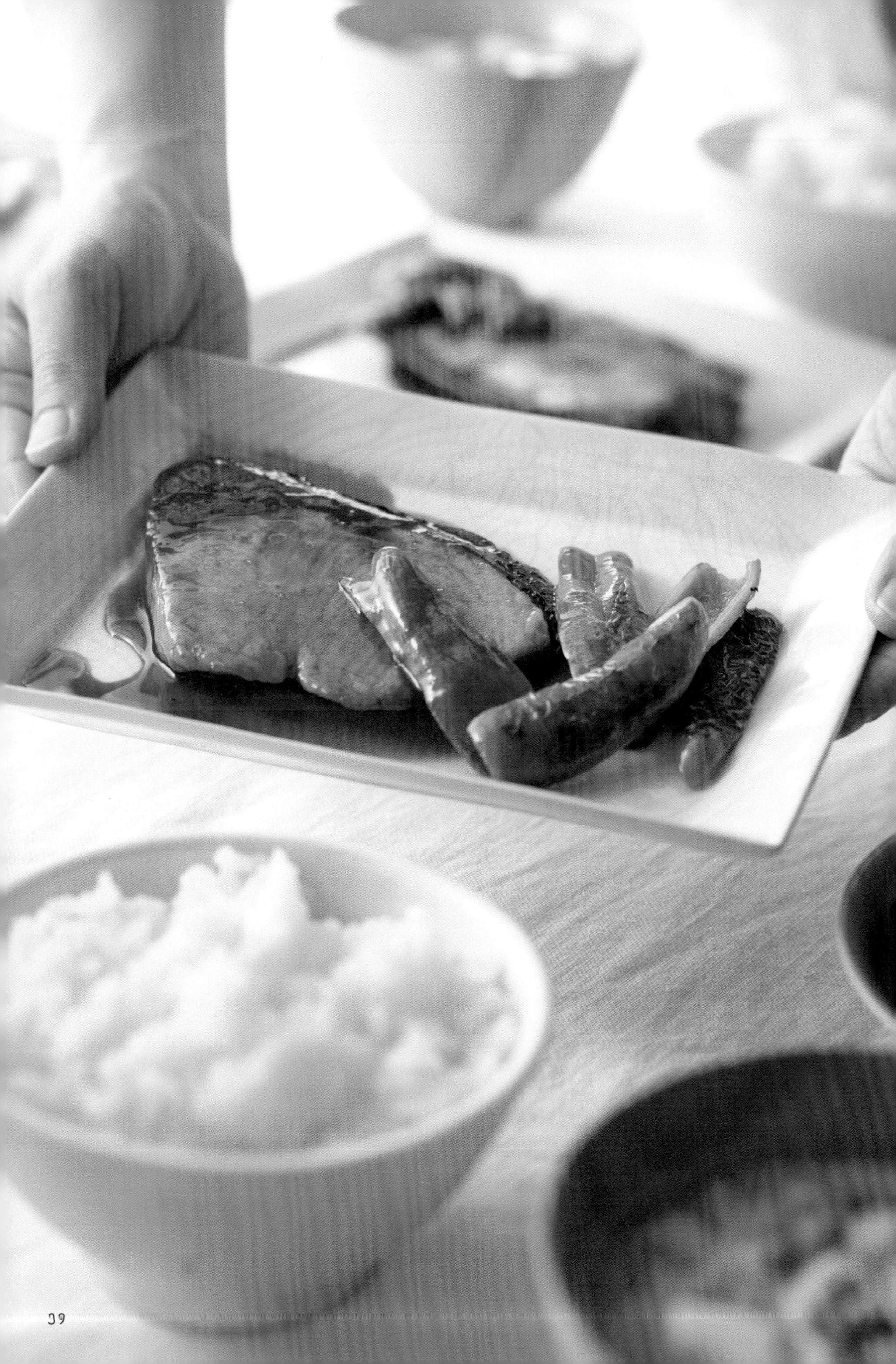

＼ 何に気をつければいいの？ ／

ダイエットのときの食事のポイント

3食にこだわるより、1日全体の量やバランスを意識しましょう。
肉、炭水化物に偏らないこと、食べすぎに注意しながら、3つの食材を活用して。

3つの神やせ食材を上手に取り入れましょう

食事の内容や回数はさまざまな意見がありますが、大前提としてダイエットが必要な人は食べすぎている場合がほとんどです。あまり体を動かさない人が朝からしっかりと3食食べれば、摂取したカロリーを消費しきれないのは明らか。ですから、食事回数はその日の活動量に合わせて1～3回と柔軟に考えましょう。ただし、回数を減らして一度にドカ食いをしないように、腹八分目をキープすることが大切。

食事するときは、1日のどこかでみそ、酢、米ぬかを1つ以上取り入れることを心がけます。もちろん毎食とってもいいし、みそと米ぬか、みそと酢、など2つ、3つ組み合わせればさらに効果的です。

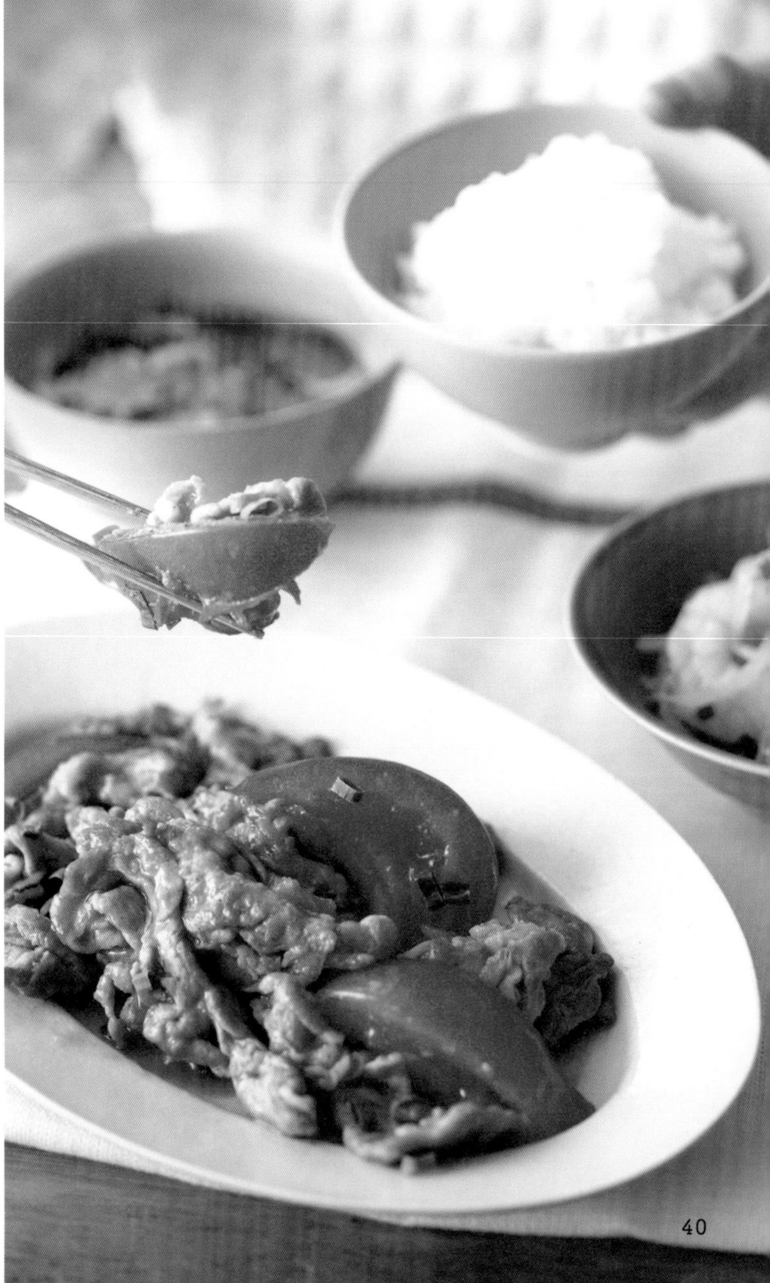

毎日続けるために知っておきたいこと

1

魚で良質の脂をとる

肉や脂質の多い乳製品を日常的にとると、いつの間にか脂肪過多に。魚は低脂肪で必要なたんぱく質がとれ、とくに青魚には血流改善に役立つとされるDHA、EPAが多く含まれています。

2

意識して和食を取り入れる

和食は一般的に脂肪が少なく、味つけもあっさりしているので洋食や中華に比べてカロリー過多になる心配がありません。ビタミンやミネラル、食物繊維も副菜でとりやすく、便秘の予防・解消になります。

3

主食は適量を食べる

体の細胞を作るエネルギーは糖であり、日本人は米の炭水化物から糖を作り出してきました。過度な糖質制限は、エネルギー不足になる恐れが。米は適量食べるほうが健康的にやせられます。

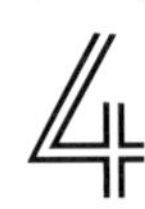

発酵食品で腸内環境を整える

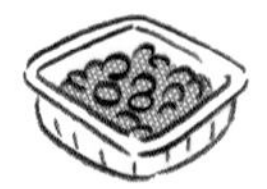

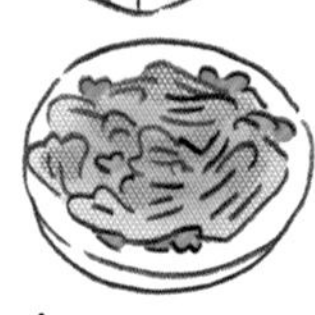

やせにくい人は腸内細菌のバランスが崩れている場合があります。みそや酢はもちろん、納豆、ヨーグルト、キムチ、ぬか漬けなどさまざまな発酵食品も取り入れて腸内の細菌叢を整えて。

5

素材と量を選べばおやつやお酒もOK

むくみを解消する小豆を使った和菓子、体を温める働きがある赤ワイン、日本酒、焼酎、梅酒などは、とりすぎに注意すれば問題なし。おつまみは、漬けものやチーズ、ナッツなどがおすすめ。

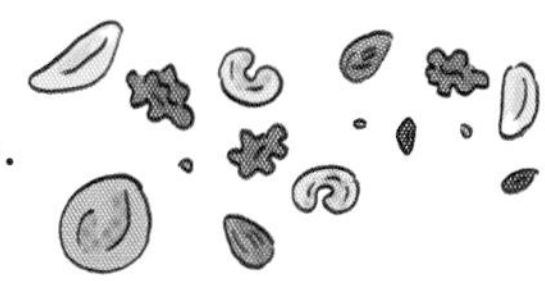

食事中は水分のとりすぎに注意

水を飲むとやせるという話がありますが、余分に水分をとると冷えて血行が悪くなり、老廃物の排泄が悪くなります。胃液が薄まり、消化吸収の機能も低下するので、飲みすぎないようにして。

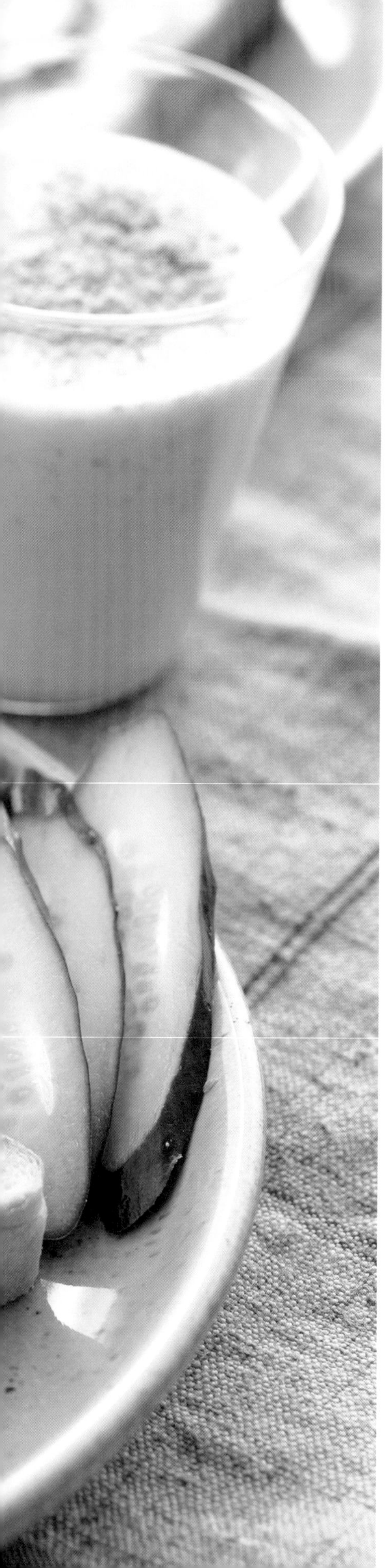

おすすめの献立 1

朝ごはん

バターの代わりにみそを塗って

アボカドみそトースト

材料(1人分)

食パン……1枚
アボカド……1cm幅の輪切り1枚
みそ……大さじ½
うずらの卵……1個
ピザ用チーズ……20g
ミニトマト……3個
きゅうり(薄切り)……¼本

作り方

食パンにみそを塗り、アボカドをのせて真ん中にうずらの卵を割り落とす。ピザ用チーズを散らし、オーブントースターで4～5分焼く。器に盛り、ミニトマト、きゅうりを添える。

とろりとした喉ごしで飲みやすい

ビネガー豆乳

材料(1人分)

無調整豆乳……150mℓ
りんご酢……大さじ1
はちみつ……大さじ1
いりぬか(作り方P.31)……適量

作り方

りんご酢にはちみつを溶かし、豆乳を加えてグラスに注ぐ。いりぬか小さじ1を加えて混ぜ、いりぬか少々をふる。

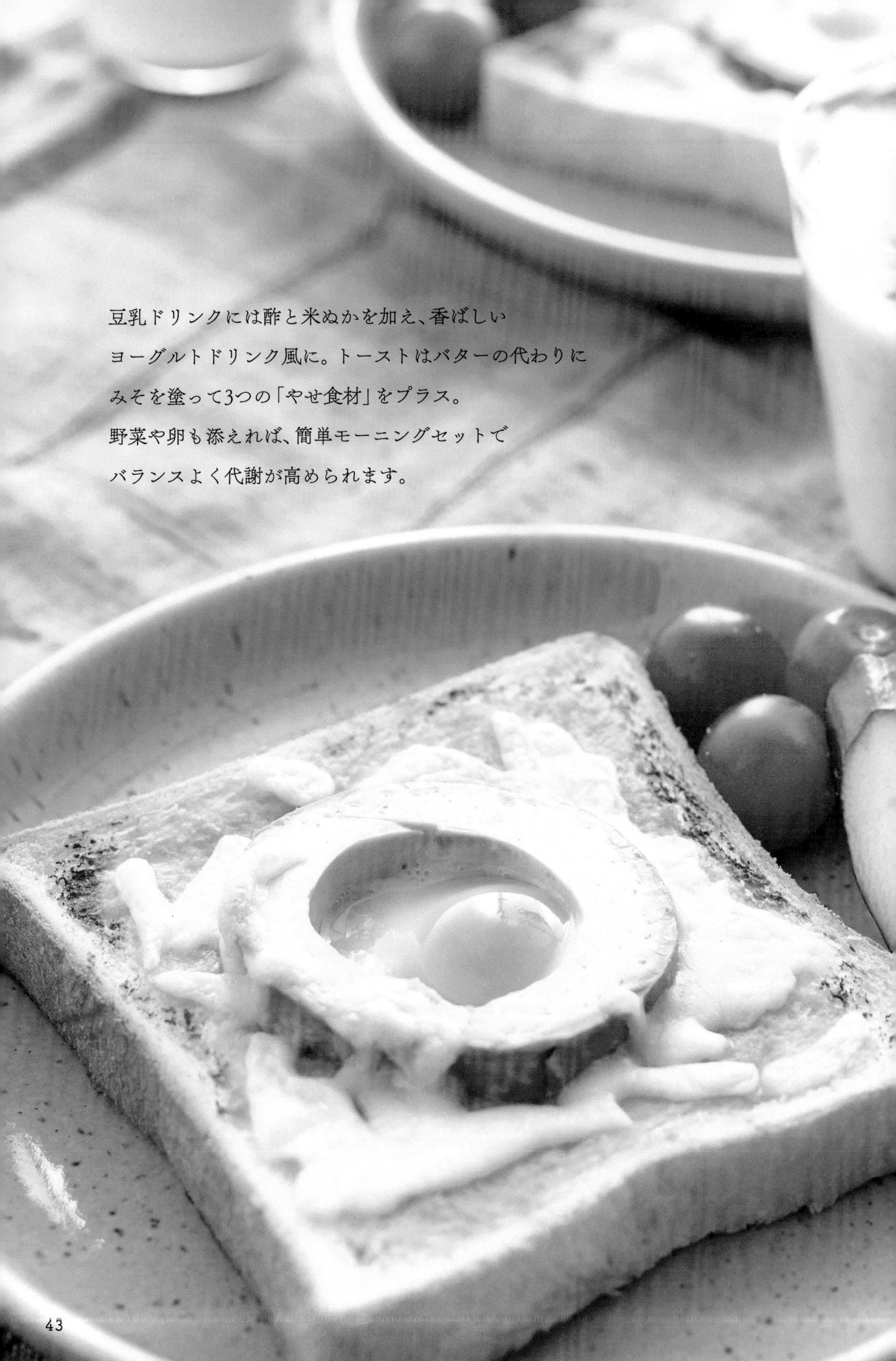

豆乳ドリンクには酢と米ぬかを加え、香ばしい
ヨーグルトドリンク風に。トーストはバターの代わりに
みそを塗って3つの「やせ食材」をプラス。
野菜や卵も添えれば、簡単モーニングセットで
バランスよく代謝が高められます。

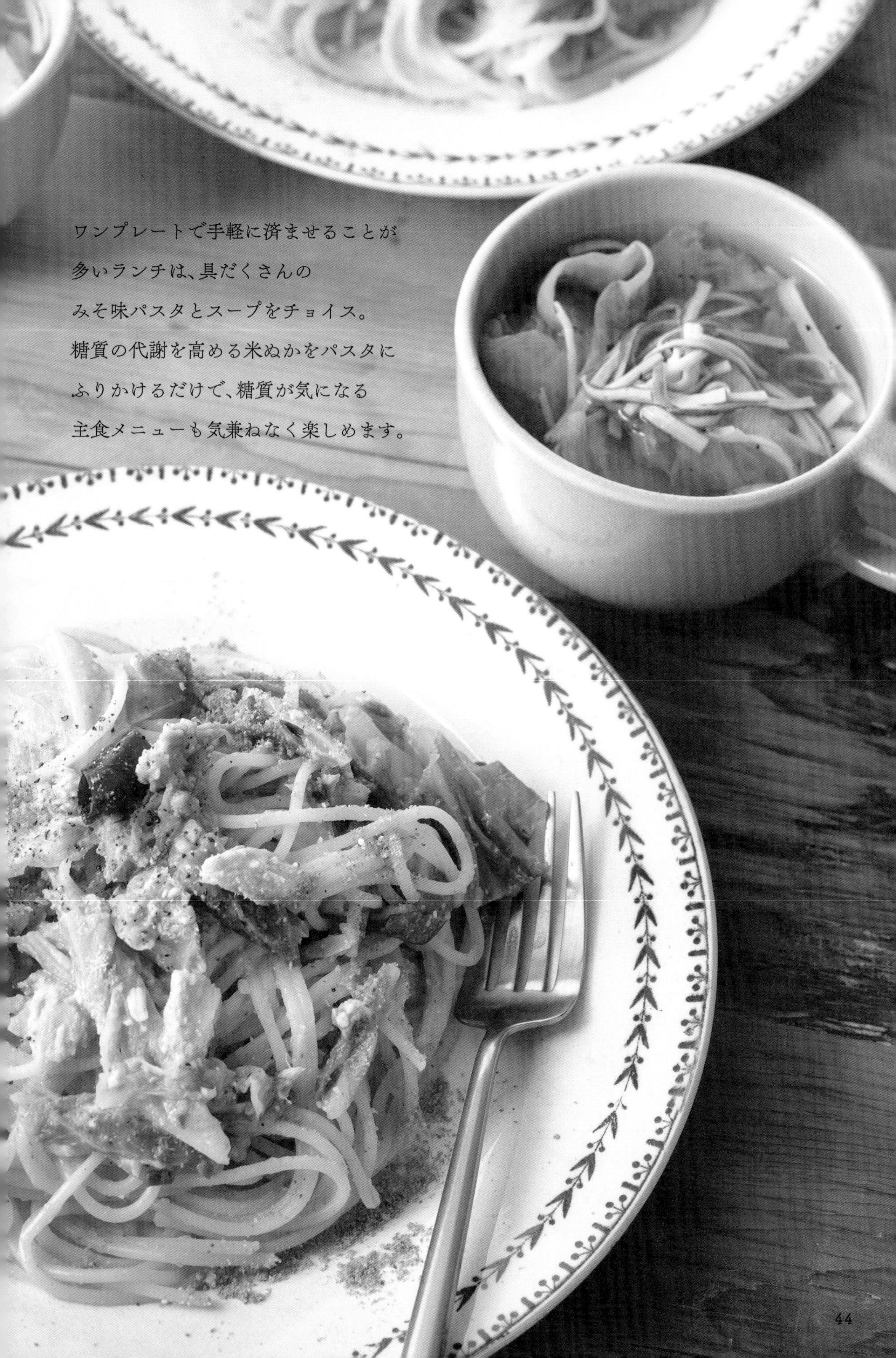

ワンプレートで手軽に済ませることが
多いランチは、具だくさんの
みそ味パスタとスープをチョイス。
糖質の代謝を高める米ぬかをパスタに
ふりかけるだけで、糖質が気になる
主食メニューも気兼ねなく楽しめます。

おすすめの献立 2

昼ごはん

みそと米ぬかでアレンジ

キャベツとツナのみそペペロンチーノ

材料（2人分）

スパゲティ……200g
キャベツ（ざく切り）……大2枚（100g）
ツナ缶……1缶（70g）
みそ……大さじ2
A にんにく（みじん切り）……1片
　赤唐辛子……1本
塩・こしょう・いりぬか（作り方P.31）……各適量
オリーブ油……大さじ1

作り方

1 鍋に湯2ℓを沸かし、塩大さじ1を加える。沸騰したらスパゲティを袋の表記どおりにゆで、残り4分のときにキャベツを加えていっしょにゆでる。みそはゆで汁大さじ6で溶く。
2 フライパンにオリーブ油、**A**を入れて弱火にかけ、香りが出たら**1**のみそ、ツナ缶を汁ごとを加え、軽く煮つめる。
3 湯をきったスパゲティ、キャベツを加えて混ぜ、塩、こしょうで味をととのえる。器に盛り、いりぬかをふる。

好みの酢でさっぱりいただく

レタスとかにかまのコンソメスープ

材料（2人分）

レタス（食べやすい大きさにちぎる）……2～3枚（100g）
かに風味かまぼこ（手で裂く）……4本（30g）
A 顆粒コンソメ……大さじ½
　水……2カップ
酢……大さじ1
塩・こしょう……各適量

作り方

鍋に**A**を入れて火にかけ、沸騰したらレタス、かに風味かまぼこ、酢を加えてひと煮し、塩、こしょうで味をととのえる。

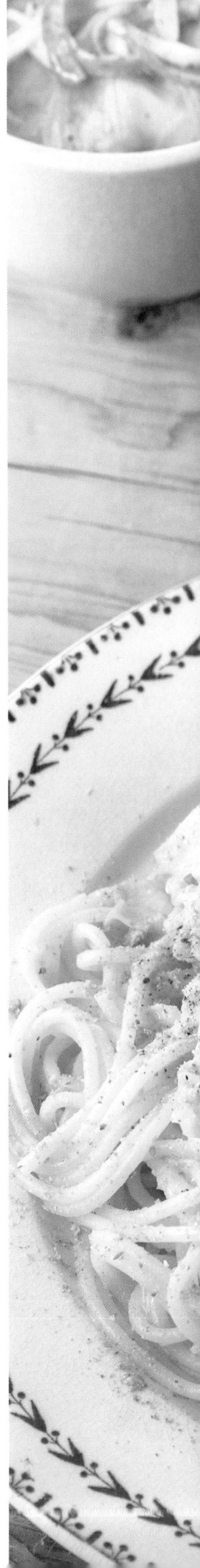

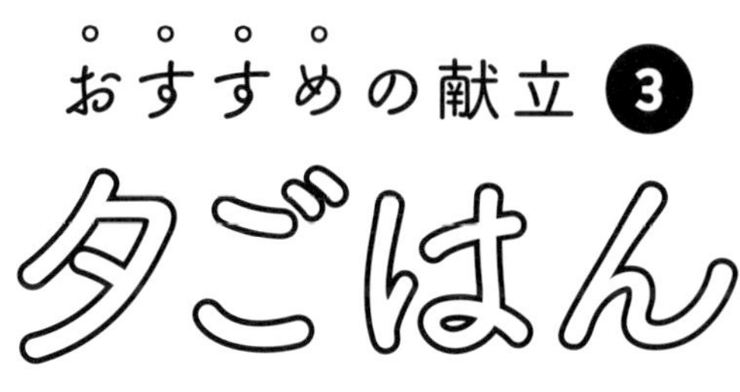

良質の脂がとれます

ぶりの甘酢照り焼き

材料(2人分)

- ぶり …… 2切れ
- 塩 …… 少々
- 片栗粉 …… 適量
- ピーマン(2cm幅に切る) …… 2個
- A 酢・砂糖 …… 各大さじ1
- A しょうゆ・酒・みりん …… 各大さじ1と½
- サラダ油 …… 小さじ2

作り方

1 ぶりは塩をふり、数分おいてペーパータオルで水けを拭き、片栗粉をまぶす。
2 フライパンにサラダ油を熱し、**1**を焼く。空いているところにピーマンを入れ、焼けたらピーマンを取り出す。
3 ぶりの両面に火が通ってきたら**A**を加えてからめる。器に盛り、ピーマンを添える。

ごまの代わりに米ぬかであえて

トマトといんげんの米ぬかあえ

材料(2人分)

- トマト(くし形に切る) …… 1個
- さやいんげん(へたを取る) …… 14本
- A いりぬか(作り方P.31) …… 大さじ1
- A 砂糖 …… 小さじ2
- A めんつゆ(3倍濃縮) …… 小さじ2

作り方

1 さやいんげんは塩ゆでして3cm長さに切る。
2 ボウルに**1**、トマト、**A**を加えてあえる。

トリプル大豆製品のパワフルみそ汁

豆腐と油揚げのみそ汁

材料(2人分)

- 絹ごし豆腐(角切り) …… ½丁(150g)
- 油揚げ(短冊切り) …… 1枚
- だし汁 …… 2カップ
- みそ …… 大さじ1と½〜2
- 細ねぎ(小口切り) …… 適量

作り方

鍋にだし汁を入れて火にかけ、豆腐、油揚げを加える。ひと煮したらみそを溶き入れ、器に盛り、細ねぎを散らす。

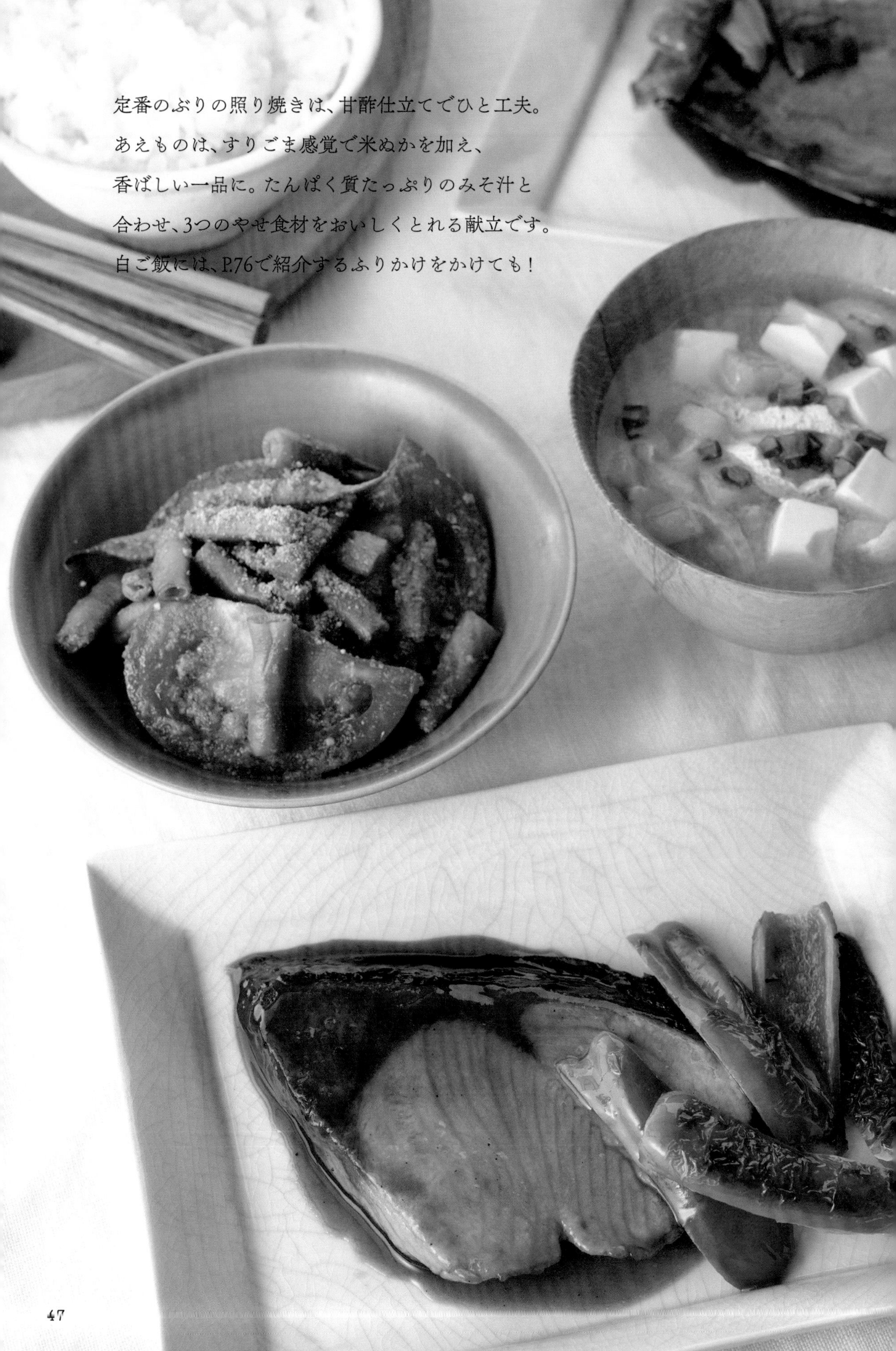

定番のぶりの照り焼きは、甘酢仕立てでひと工夫。
あえものは、すりごま感覚で米ぬかを加え、
香ばしい一品に。たんぱく質たっぷりのみそ汁と
合わせ、3つのやせ食材をおいしくとれる献立です。
白ご飯には、P.76で紹介するふりかけをかけても！

毎日とることを習慣に

みそレシピ

たんぱく質
豊富な
納豆を加えて

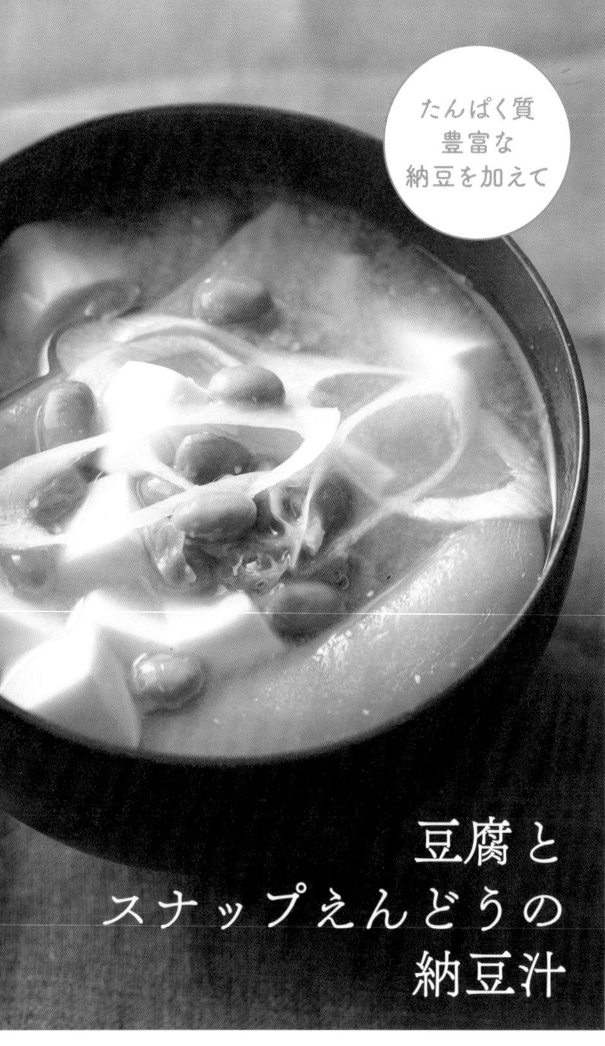

豆腐とスナップえんどうの納豆汁

材料（2人分）

絹ごし豆腐（角切り）……½丁（150g）
スナップえんどう（筋を除く）……8〜10個
長ねぎ（斜め薄切り）……10cm
だし汁……2カップ
納豆（たれつき）……1パック
みそ……大さじ1と½

作り方

鍋にだし汁、豆腐、スナップえんどう、長ねぎを入れて火にかける。1〜2分煮たらみそを溶き入れ、納豆、納豆の添付のたれを加えて混ぜる。

いんげんと玉ねぎ、厚揚げのみそ汁

厚揚げの
コクで
うまみアップ

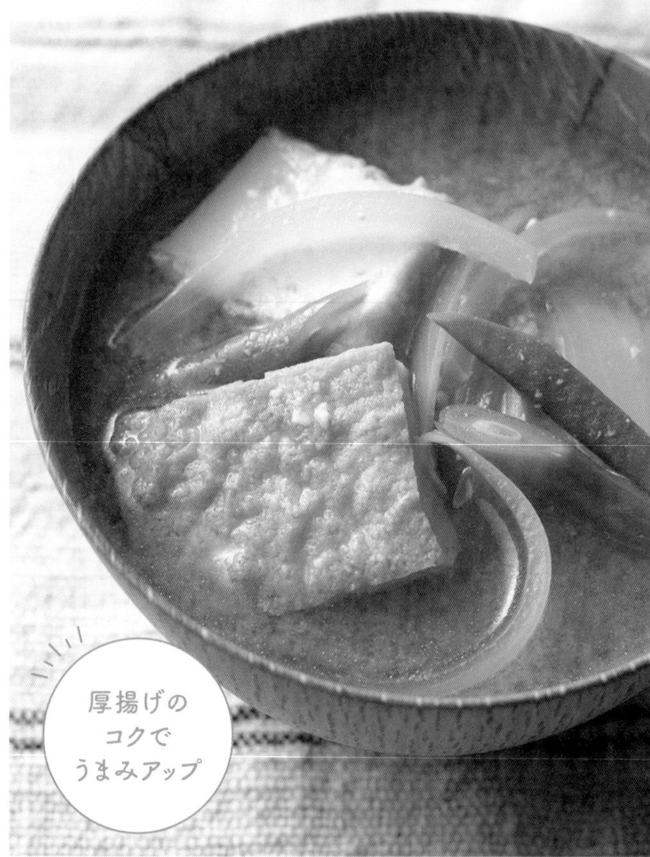

材料（2人分）

さやいんげん（3〜4cm長さに切る）……6本
玉ねぎ（1cm幅のくし形切り）……¼個
厚揚げ（食べやすい大きさに切る）……100g
だし汁……2カップ
みそ……大さじ2

作り方

鍋にだし汁を入れて火にかけ、さやいんげん、玉ねぎ、厚揚げを加える。火が通ったらみそを溶き入れる。

やっぱりみそ汁！

みそ汁は、日本人の食生活にいちばん取り入れやすいやせメニュー。
具だくさんにして、不足しがちな野菜や海藻などの栄養もしっかりとりましょう。

ほくほく
カボチャの甘み
がおいしい

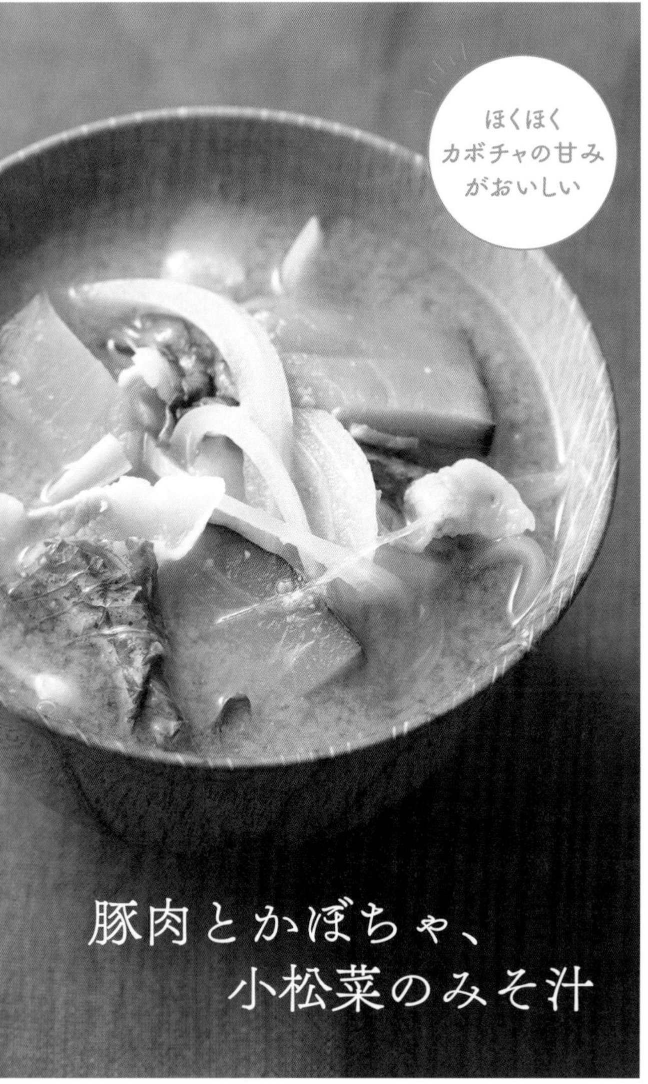

豚肉とかぼちゃ、小松菜のみそ汁

材料（2人分）

豚バラ薄切り肉（1cm幅に切る）……60g
かぼちゃ（薄切り）……80g
玉ねぎ（薄切り）……¼個
小松菜（3cm長さに切る）……½束（100g）
だし汁……2カップ
みそ……大さじ2

作り方

鍋にだし汁、豚肉、かぼちゃ、玉ねぎを入れて火にかけ、3〜4分煮る。小松菜を加えて火が通ったらみそを溶き入れる。

具材
ごろごろで
食べごたえ
バツグン

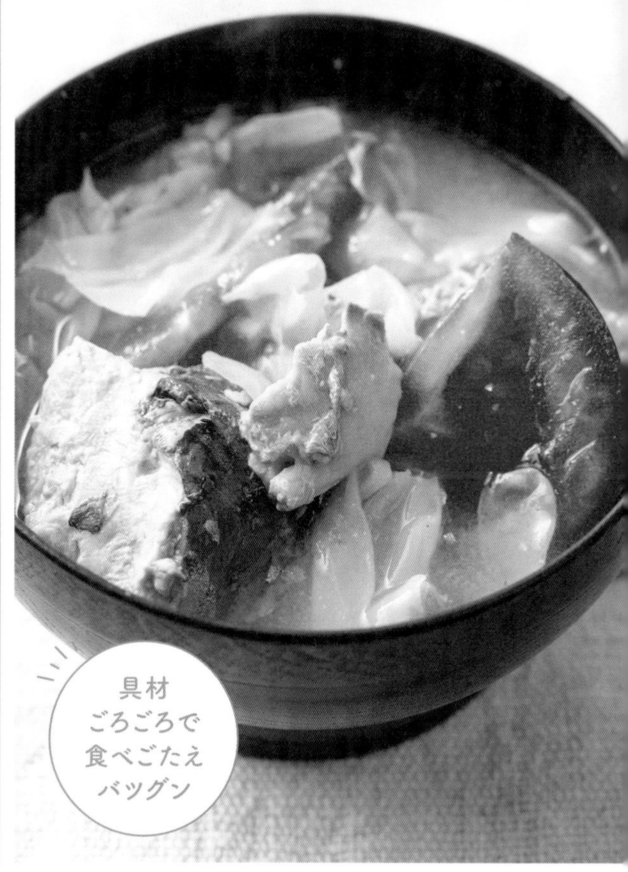

さばとキャベツのトマトみそ汁

材料（2人分）

さば水煮缶……1缶（180g）
キャベツ（ざく切り）……60g
水……2カップ
トマト（くし形切り）……1個
みそ……大さじ1と½

作り方

鍋に水、キャベツ、さば缶を汁ごと入れて火にかけ、キャベツがやわらかくなったらトマトを加えて30秒ほど煮る。みそを溶き入れる。

カレーと
みその風味が
ベストマッチ

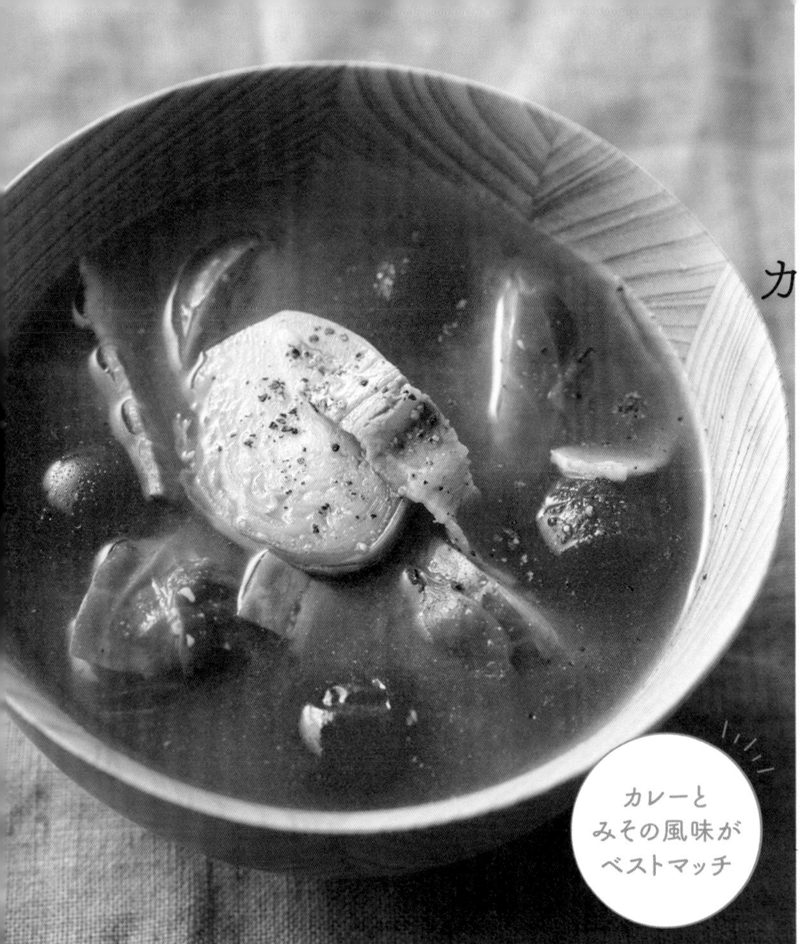

芽キャベツとベーコンのカレー風味みそ汁

材料（2人分）

芽キャベツ（半分に切る）……4個
ベーコン（1㎝幅に切る）……1枚
A 顆粒コンソメ……小さじ1
　水……2と½カップ
ミニトマト……6〜8個
みそ……大さじ1
カレー粉……小さじ1
粗びき黒こしょう……適量

作り方

1 鍋にA、芽キャベツ、ベーコンを入れて火にかけ、4〜5分煮る。
2 芽キャベツに火が通ってきたらミニトマトを加えてひと煮し、みそを溶き入れる。カレー粉を加えて混ぜる。器に盛り、粗びき黒こしょうをふる。

焼きねぎとあおさの梅みそ汁

材料（2人分）

長ねぎ（3〜4㎝長さに切る）……½本
あおさ……3g
だし汁……2カップ
えのきだけ
　（軸を落として3㎝長さに切る）
　……½袋（50g）
梅干し（塩分8%・種を除く）
　……2個（正味16g）
みそ……大さじ1と½

作り方

1 長ねぎは魚焼きグリル（またはサラダ油を熱したフライパン）で焼く。
2 鍋にだし汁を入れて火にかけ、えのきだけを入れる。1分煮たらあおさ、**1**を加え、梅干しを加えてみそを溶き入れる。

えのきだけで
食物繊維
アップ

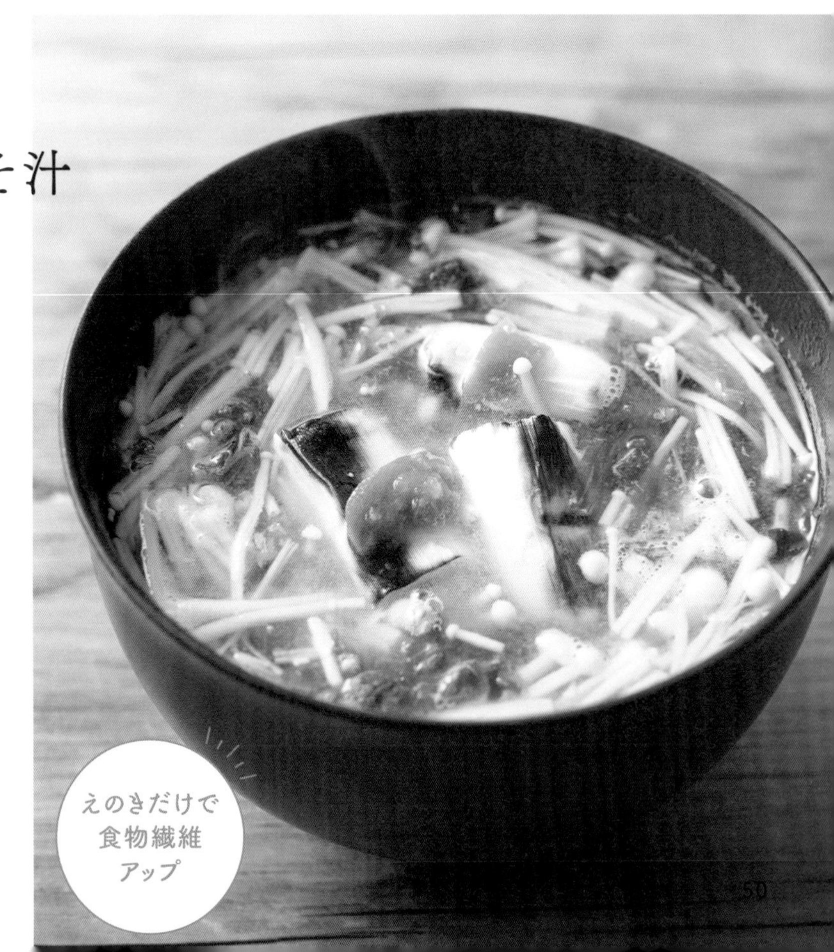

ちょっと
ピリ辛で
クセになる
おいしさ

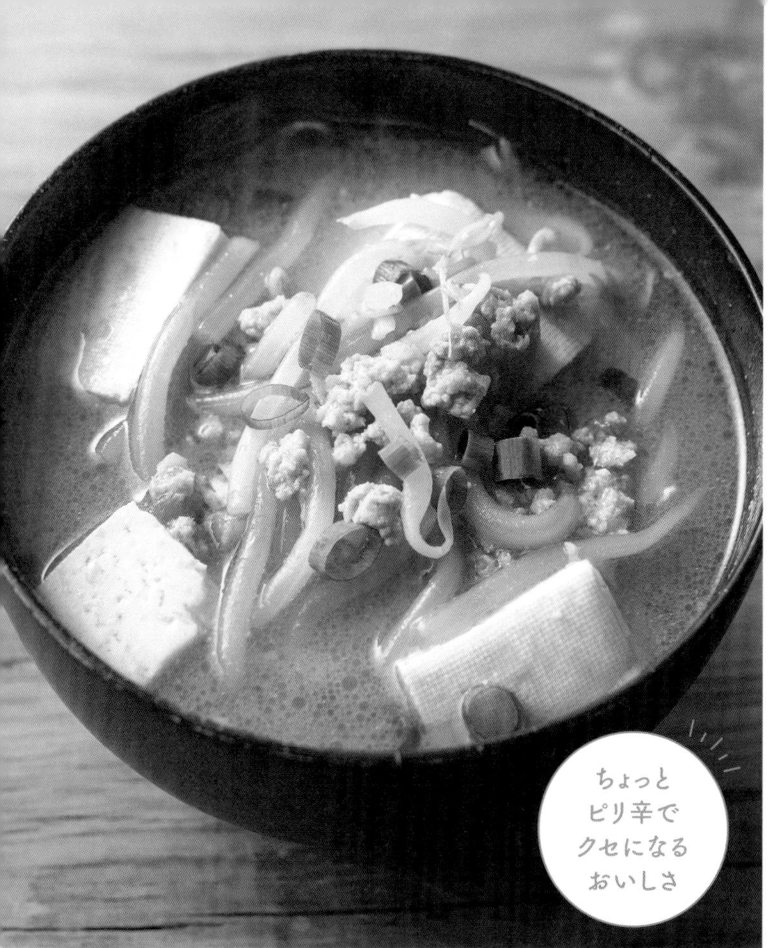

担々みそ汁

材料（2人分）

豚ひき肉 …… 60g
もやし …… ½袋（100g）
木綿豆腐（角切り） …… 1丁（150g）
にんにく（みじん切り） …… ½片
しょうが（みじん切り） …… ½かけ
豆板醤 …… 小さじ1
A 鶏ガラスープの素 …… 小さじ½
しょうゆ・みりん …… 各小さじ1
水 …… 2カップ
白練りごま …… 大さじ1
みそ …… 大さじ1
細ねぎ（小口切り） …… 適量
サラダ油 …… 小さじ2

作り方

1 鍋にサラダ油を弱火で熱し、にんにく、しょうがを炒める。香りが出たらひき肉、豆板醤を加えて炒める。
2 肉がぽろぽろになったら**A**を加えて中火にし、煮立ったら豆腐、もやしを加える。火が通ったらみそを溶き入れて器に盛り、細ねぎを散らす。

キムチと豆腐の豆乳みそ汁

材料（2人分）

白菜キムチ …… 80g
木綿豆腐（角切り） …… 1丁（150g）
しいたけ（薄切り） …… 2枚
A 鶏ガラスープの素 …… 小さじ½
水・無調整豆乳 …… 各1カップ
みそ …… 大さじ1
しょうゆ …… 小さじ1
にら（4～5㎝長さに切る） …… 20g

作り方

鍋に**A**を入れて火にかける。豆腐、しいたけ、白菜キムチを加え、1～2分煮たらしょうゆを加える。みそを溶き入れてにらを加える。

発酵食品の
うまみが
たっぷり

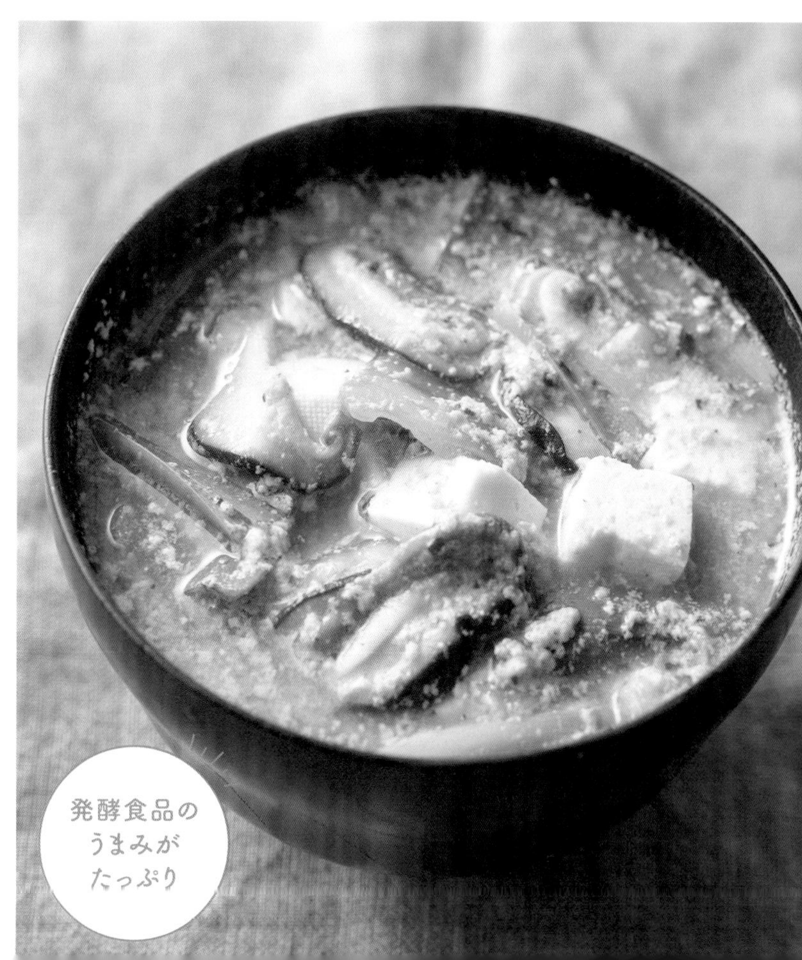

「みそ」を使ったおかず

うまみが多いみそは、和洋中どんな料理にも合う万能調味料。みそ汁だけではなく
肉や魚おかずの味つけにも積極的に使ってみましょう。白いご飯もおいしく食べられます。

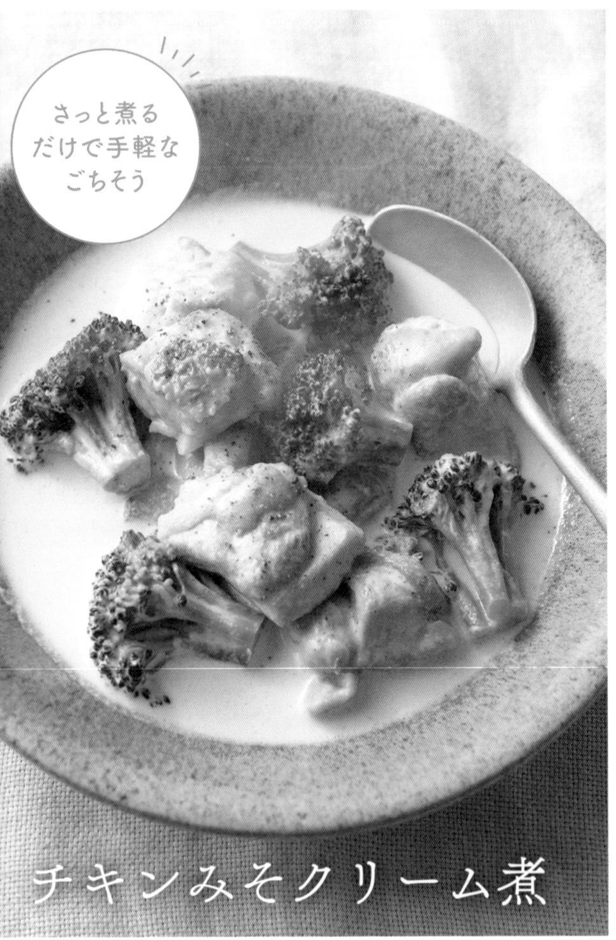

さっと煮るだけで手軽なごちそう

チキンみそクリーム煮

材料（2人分）

- 鶏もも肉（ひと口大に切る）……1枚
- 塩・こしょう……各少々
- 小麦粉……小さじ2
- ブロッコリー（小房に分ける）……½株（100〜120g）
- **A** 生クリーム……½カップ
- 　牛乳……1カップ
- **B** みそ……大さじ1
- 　めんつゆ（3倍濃縮）……小さじ1
- サラダ油……小さじ1

作り方

1. 鶏肉は塩、こしょうをふり、小麦粉をまぶす。
2. フライパンにサラダ油を熱し、鶏肉を皮目から焼く。両面焼いたら余分な脂をペーパータオルで拭き取り、**A**、**B**、ブロッコリーを加えて2〜3分煮る。

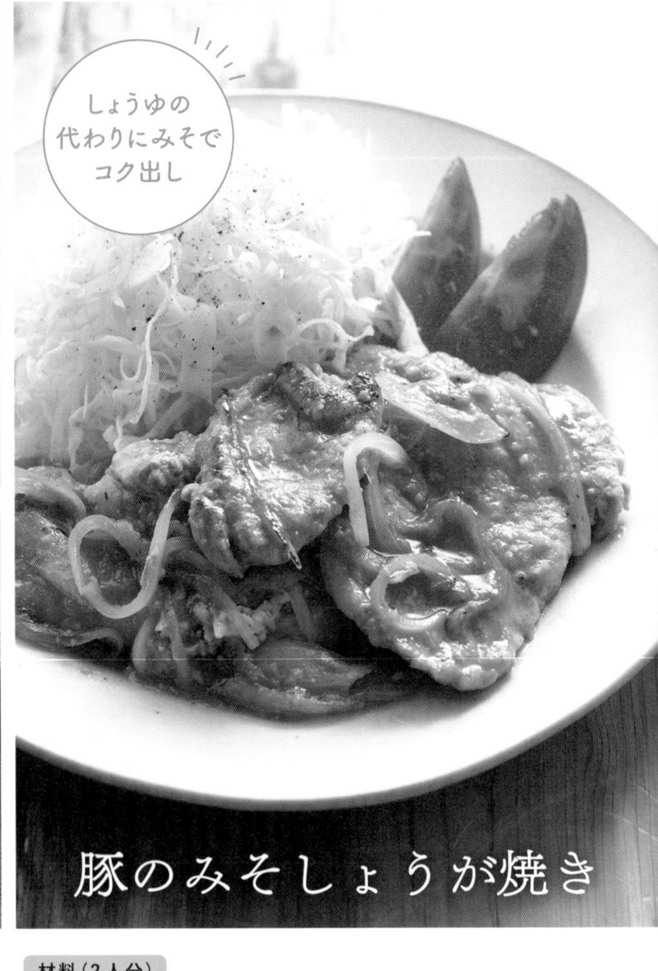

しょうゆの代わりにみそでコク出し

豚のみそしょうが焼き

材料（2人分）

- 豚しょうが焼き用肉……250g
- 塩・こしょう……各少々
- 玉ねぎ（くし形切り）……½個
- 小麦粉……大さじ1
- **A** みそ・酒・みりん……各大さじ2
- 　砂糖……小さじ1
- 　おろししょうが……小さじ1
- キャベツ（せん切り）……適量
- トマト（くし形切り）……½個
- 粗びき黒こしょう……少々
- サラダ油……小さじ2

作り方

1. 豚肉は塩、こしょうをふる。
2. フライパンにサラダ油を熱し、**1**、玉ねぎを炒める。肉の色が変わったら小麦粉をふり、混ぜ合わせた**A**を加えてからめる。
3. 器に盛り、キャベツ、トマトを添え、キャベツに粗びき黒こしょうをふる。

牛肉となすのピリ辛みそ炒め

白いご飯に
ぴったりの
みそおかず

材料（2人分）

- 牛薄切り肉 …… 200g
- なす（乱切り） …… 3本
- グリーンアスパラガス …… 4本
- しょうが（みじん切り） …… 1かけ
- 豆板醤 …… 小さじ1
- **A** みそ …… 大さじ2
  - みりん・酒 …… 各大さじ1
  - 砂糖 …… 小さじ1
- サラダ油 …… 適量

作り方

1 アスパラガスは根元のかたい部分を除き、斜め薄切りにする。

2 フライパンにサラダ油大さじ2を熱し、なすを炒める。火が通ったらいったん取り出す。

3 **2**のフライパンにサラダ油小さじ2、しょうが、豆板醤を入れて火にかけ、香りが出たら牛肉、**1**を炒める。肉の色が変わったら**2**を戻し入れ、**A**を加えてからめる。

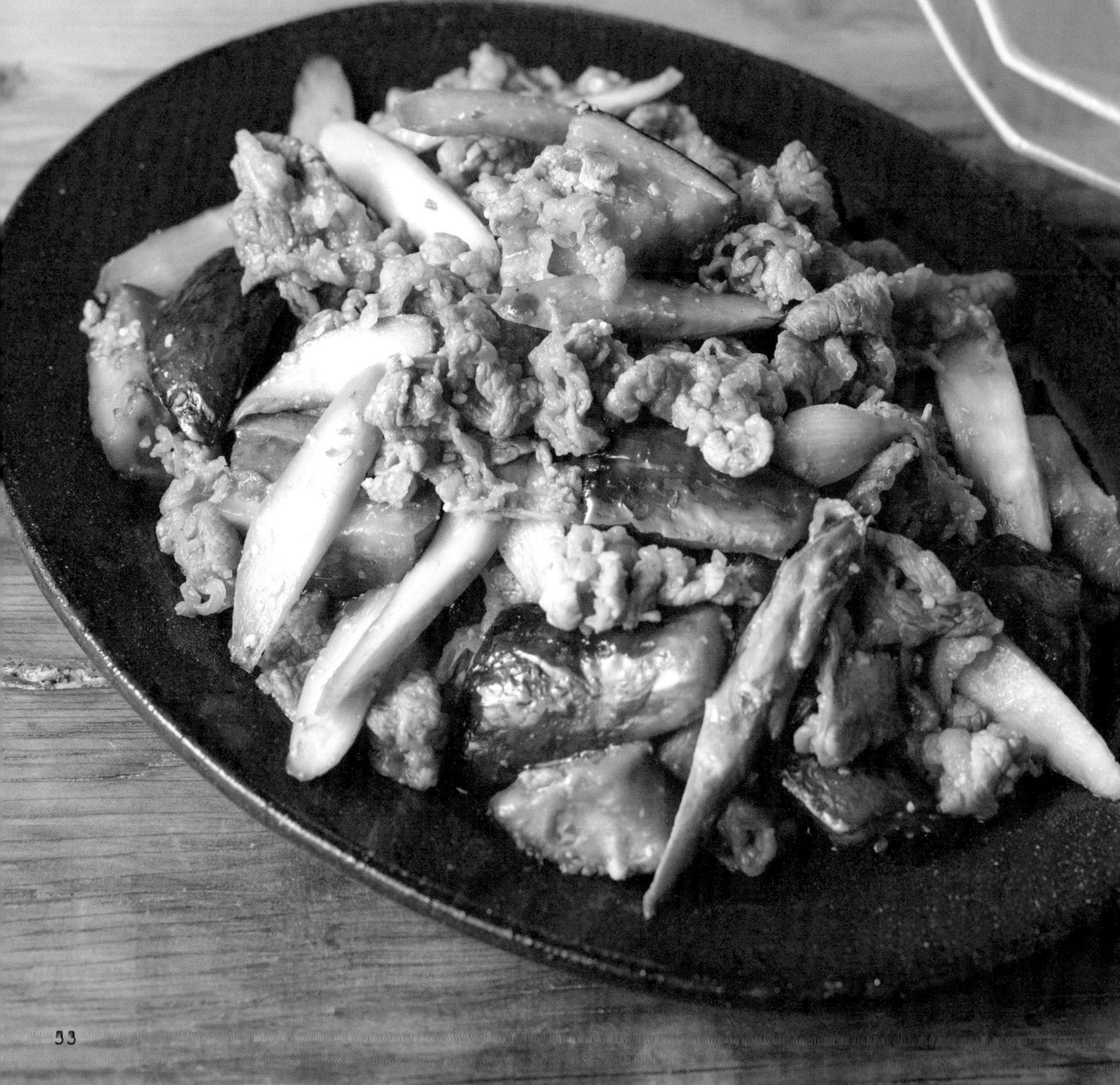

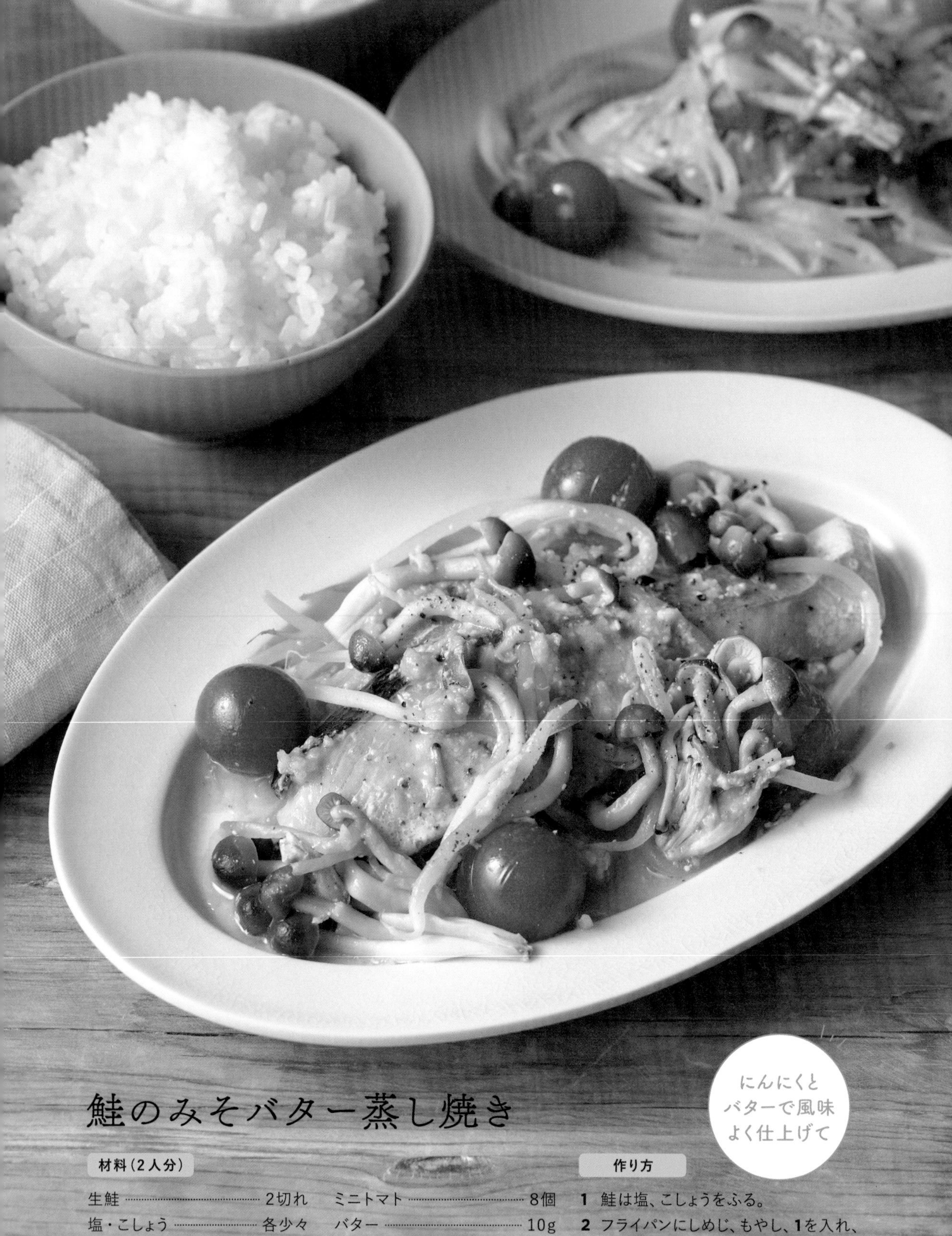

にんにくとバターで風味よく仕上げて

鮭のみそバター蒸し焼き

材料(2人分)

- 生鮭 …… 2切れ
- 塩・こしょう …… 各少々
- しめじ(小房に分ける) …… 1パック(100g)
- もやし …… 1袋(200g)
- **A** みそ・酒 …… 各大さじ2
- にんにく(すりおろす) …… 1片
- ミニトマト …… 8個
- バター …… 10g
- 粗びき黒こしょう …… 少々
- サラダ油 …… 大さじ1

作り方

1. 鮭は塩、こしょうをふる。
2. フライパンにしめじ、もやし、**1**を入れ、混ぜ合わせた**A**を回し入れてふたをする。弱火で蒸し焼きにする。
3. 鮭に火が通ってきたら、ミニトマト、バターをのせてふたをし、1〜2分蒸す。粗びき黒こしょうをふる。

レンジで
あっという間に
作れます

トースターで
OKのラクチン
レシピ

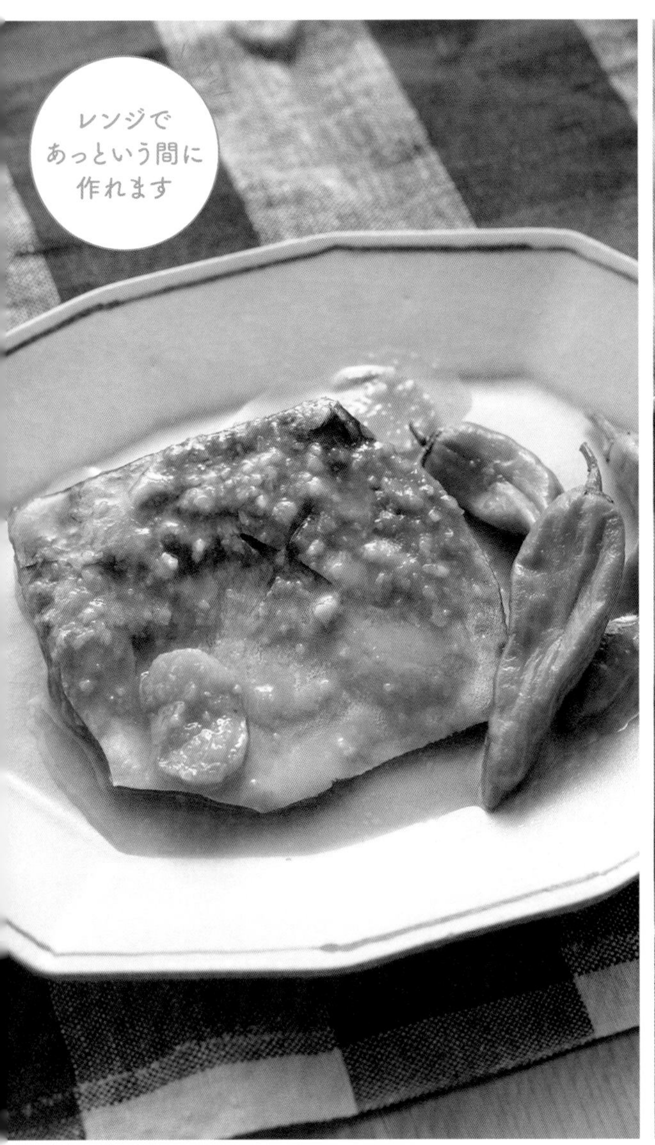

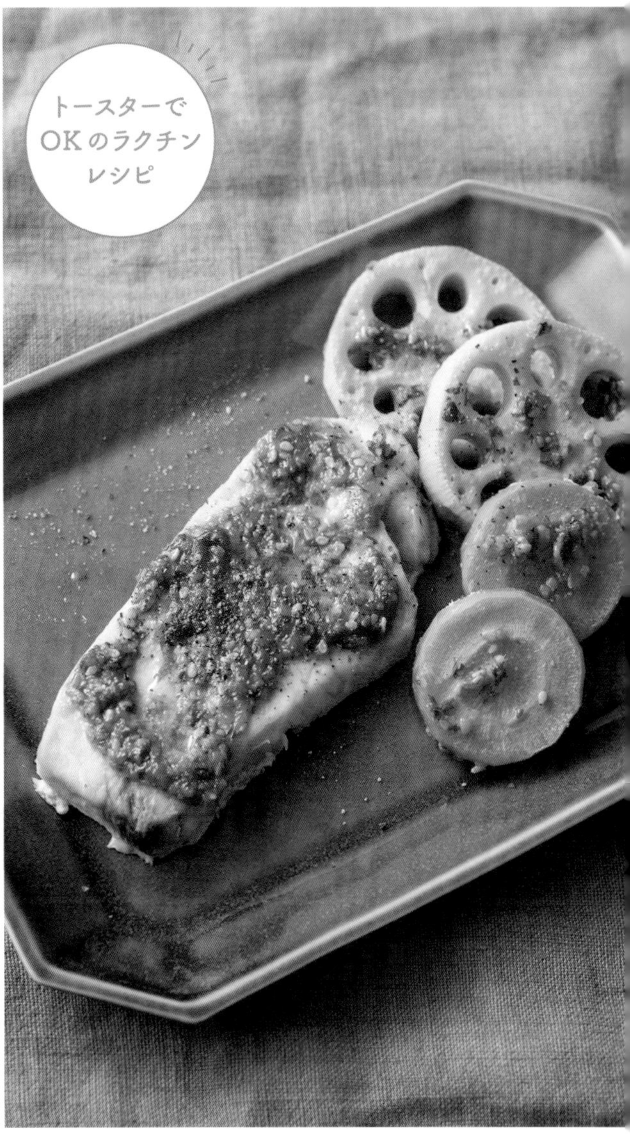

さばのレンジみそ煮

材料（2人分）

真さば……半身1切れ
A みそ・砂糖・酒・みりん……各大さじ1と½
　しょうが（薄切り）……½かけ分
ししとう……8本

作り方

1 さばは半分に切り、皮に十字の切り目を入れて熱湯をかける。
2 耐熱容器に**A**を入れ混ぜ、さばの皮目を上にして入れる。ラップをかけて電子レンジで3分加熱する。ししとうを加え、さらに1～2分加熱する。

かじきの香味みそ焼き

材料（2人分）

かじき……2切れ
れんこん（1cm幅の輪切り）……90g
にんじん（1cm幅の輪切り）……4cm（50g）
A みそ・みりん……各大さじ1
　しょうが（すりおろす）……小さじ1
　青じそ（みじん切り）……2枚
　白いりごま……小さじ1
オリーブ油……適量

作り方

オーブントースターのオリーブ油を薄く塗った天板にアルミホイルを敷き、かじき、れんこん、にんじんを並べる。混ぜ合わせた**A**を全体にのせ、10分焼く。

「みそ」を使ったご飯・麺

ご飯や麺とみその相性は完璧。ほどよい塩けとうまみでワンランク上の味になります。
糖質の多いワンプレートご飯に、発酵パワーが加わるのもうれしい効果。

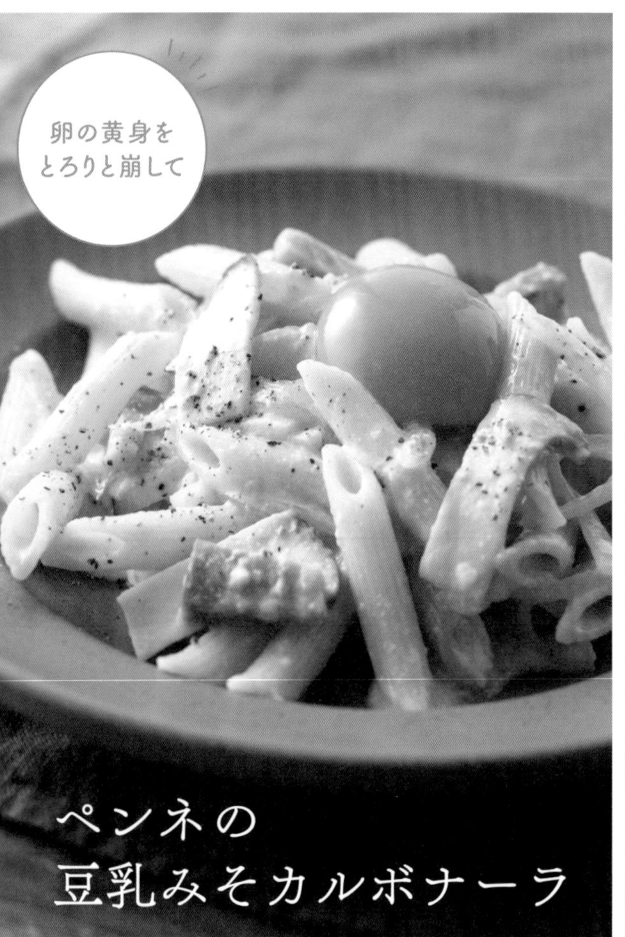

卵の黄身を
とろりと崩して

ペンネの豆乳みそカルボナーラ

豆板醤の
量はお好みで
加減して

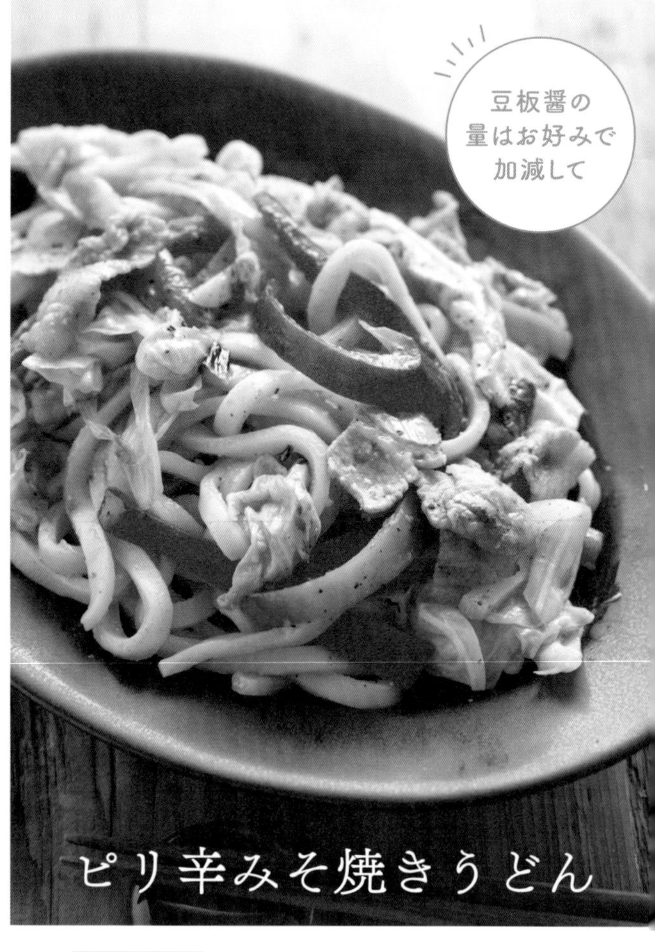

ピリ辛みそ焼きうどん

材料（2人分）

ペンネ……150g
ベーコン（あれば厚切りベーコン・1㎝幅に切る）……100g
玉ねぎ（薄切り）……½個
エリンギ（食べやすい大きさに切る）……大1本
A 無調整豆乳……1カップ
　みそ……大さじ1
　ピザ用チーズ……50g
　にんにく（すりおろす）……少々
塩・粗びき黒こしょう……各適量
卵黄……2個分
オリーブ油……小さじ2

作り方

1 ペンネは袋の表記どおりにゆでる。
2 フライパンにオリーブ油を熱し、ベーコンを炒める。玉ねぎ、エリンギを加えて炒め合わせ、玉ねぎがしんなりしたら**A**を加える。
3 ゆで上がったペンネを加えて混ぜ合わせ、塩、粗びき黒こしょうで味をととのえる。器に盛り、卵黄をのせる。

材料（2人分）

豚バラ薄切り肉（2〜3㎝幅に切る）……120g
キャベツ（ざく切り）……120g
ピーマン（赤・緑・1㎝幅に切る）……各1個
長ねぎ（斜め薄切り）……½本（50g）
ゆでうどん……2玉
A めんつゆ（3倍濃縮）……小さじ1
　みそ……大さじ2
　豆板醤……小さじ1
　水……大さじ4
塩・こしょう……各少々
サラダ油……小さじ2

作り方

1 フライパンにサラダ油を熱し、豚肉を炒める。肉の色が変わったら長ねぎ、キャベツ、ピーマンを加えて炒める。
2 ゆでうどんを加えてほぐし、**A**を加えて混ぜ合わせる。塩、こしょうで味をととのえる。

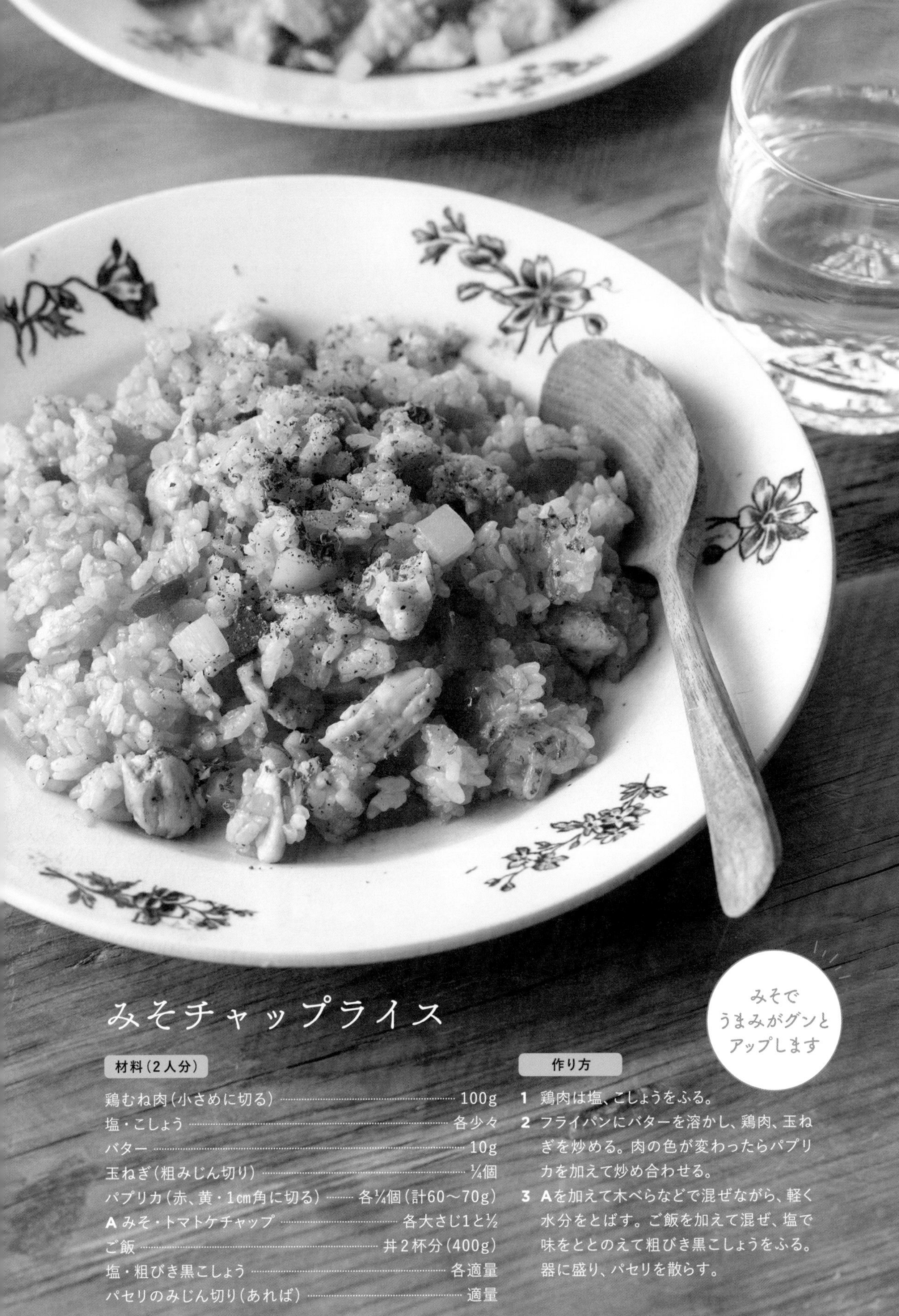

みそチャップライス

材料（2人分）

鶏むね肉（小さめに切る）……100g
塩・こしょう……各少々
バター……10g
玉ねぎ（粗みじん切り）……¼個
パプリカ（赤、黄・1cm角に切る）……各¼個（計60〜70g）
A みそ・トマトケチャップ……各大さじ1と½
ご飯……丼2杯分（400g）
塩・粗びき黒こしょう……各適量
パセリのみじん切り（あれば）……適量

作り方

1 鶏肉は塩、こしょうをふる。
2 フライパンにバターを溶かし、鶏肉、玉ねぎを炒める。肉の色が変わったらパプリカを加えて炒め合わせる。
3 **A**を加えて木べらなどで混ぜながら、軽く水分をとばす。ご飯を加えて混ぜ、塩で味をととのえて粗びき黒こしょうをふる。器に盛り、パセリを散らす。

COLUMN

ストックしておくと便利！

みそ玉レシピ

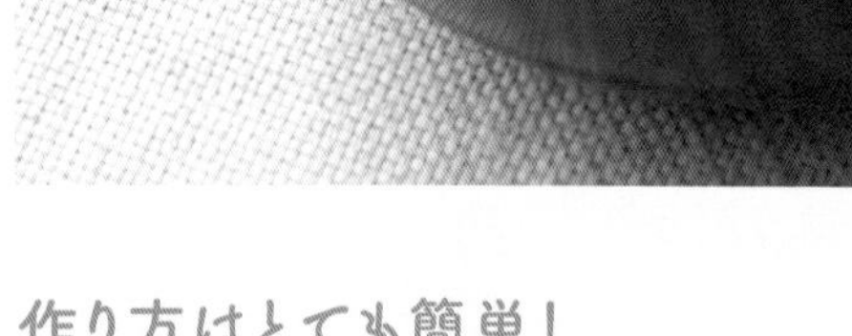

1回分のみそ汁がすぐ作れます

みそ汁のだしをとったり、具を用意するのが面倒という人におすすめなのが、1回分のだしと具材、みそをセットにした「みそ玉」。インスタントみそ汁のように、お湯を注ぐだけですぐ飲めるので、忙しい朝も便利です。好みの具で何種類か用意しておくと飽きずに楽しめます。

作り方はとても簡単！

高野豆腐とわかめのみそ玉

材料（1人分）

高野豆腐（小さいもの）……3g
乾燥わかめ……2g
みそ……小さじ2
和風顆粒だしの素……小さじ$\frac{1}{3}$

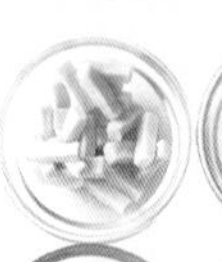
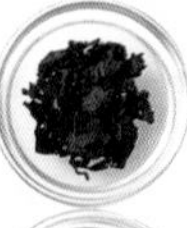
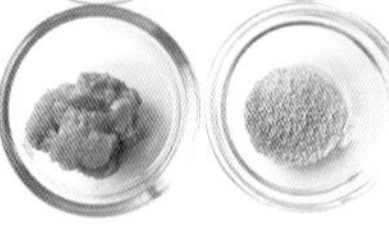

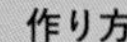

作り方

1 15㎝角くらいのラップにすべての材料をのせる。
2 ラップで包んでテープでとめ、保存袋に入れる。冷凍で1か月保存可能。
3 食べるときは、みそ玉をお椀に入れ、熱湯150〜180㎖を注いで混ぜる。

3
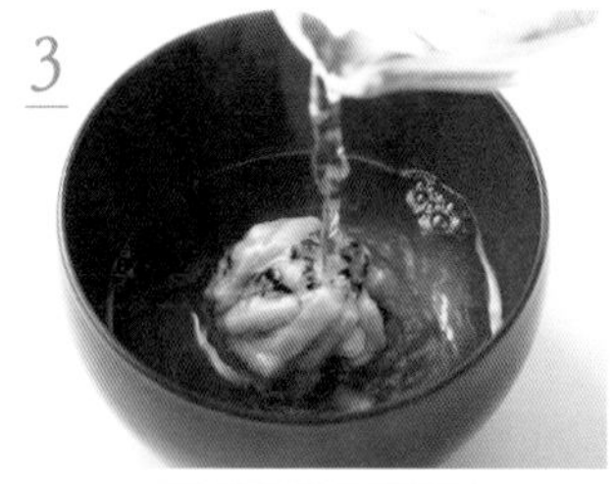

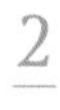

2
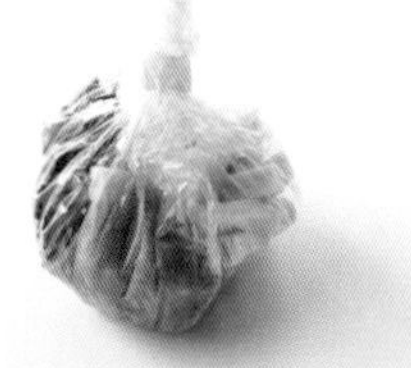

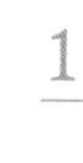

1
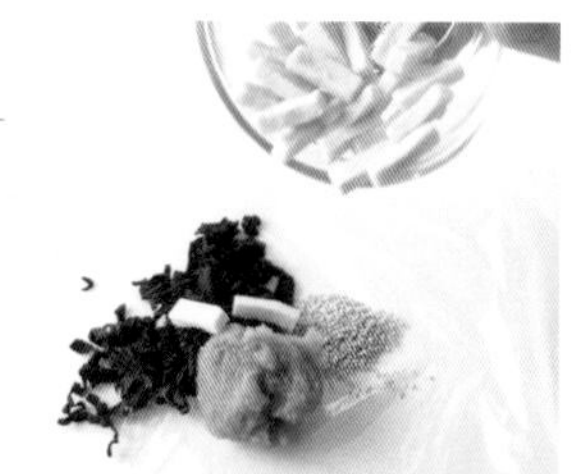

みそ玉バリエーション

※分量はすべて1人分。

梅干し ＋ とろろ昆布

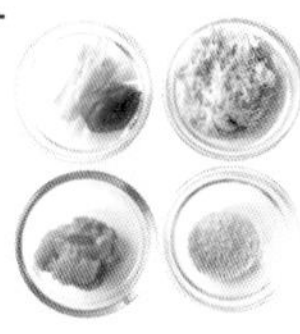

梅干し（塩分10%）……1個
とろろ昆布……2g
しょうが（せん切り）……少々
みそ……小さじ2
和風顆粒だしの素……小さじ⅓

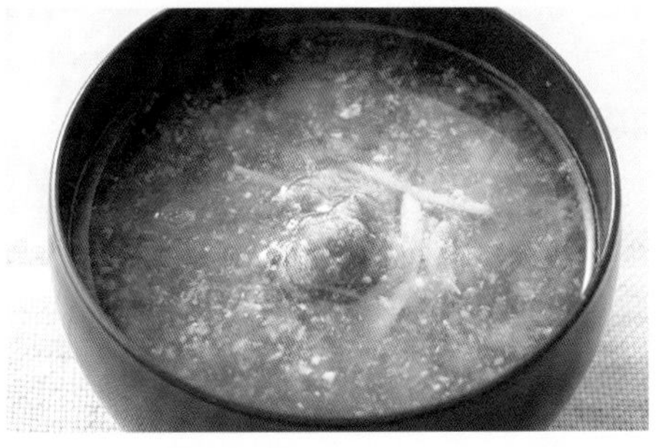

みょうが ＋ 青じそ ＋ ごま

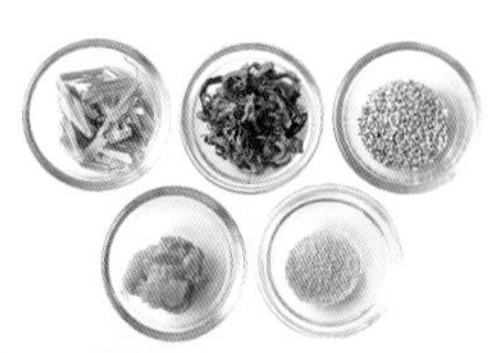

みょうが（せん切り）……1個
青じそ（細切り）……2枚
白すりごま……小さじ1
みそ……小さじ2
和風顆粒だしの素……小さじ⅓

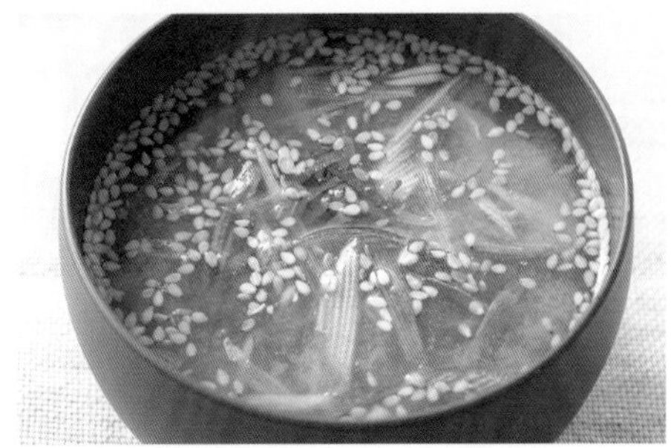

麩

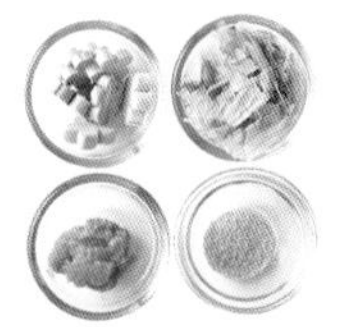

麩（あれば手まり麩や花麩）……6〜8個
みそ……小さじ2
かつお節……1〜2g
和風顆粒だしの素……小さじ¼

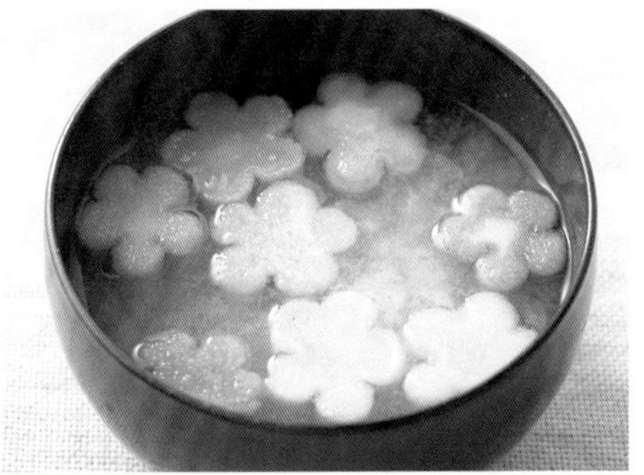

油揚げ ＋ あおさ

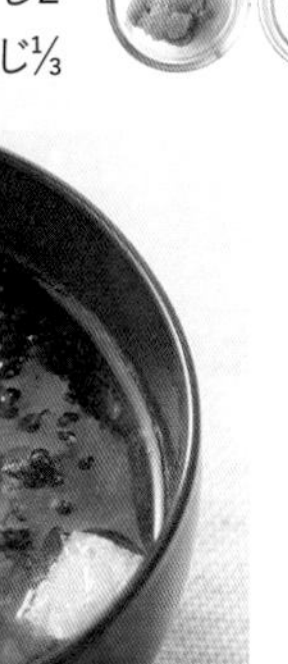

油揚げ（刻む）……5g
あおさ……2g
みそ……小さじ2
和風顆粒だしの素……小さじ⅓

桜えび ＋ わかめ

乾燥桜えび……2g
乾燥わかめ……2g
みそ……小さじ2
和風顆粒だしの素……小さじ⅓

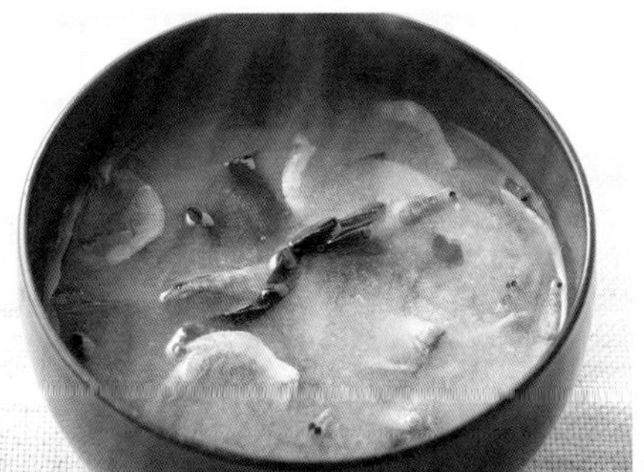

切干大根 ＋ 塩昆布

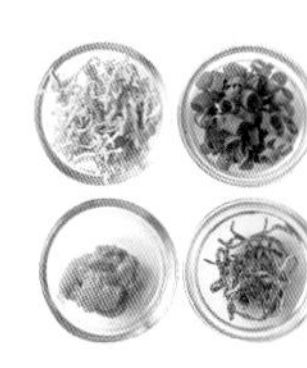

切干大根……6g
塩昆布……2g
細ねぎ（小口切り）……2g
みそ……小さじ2

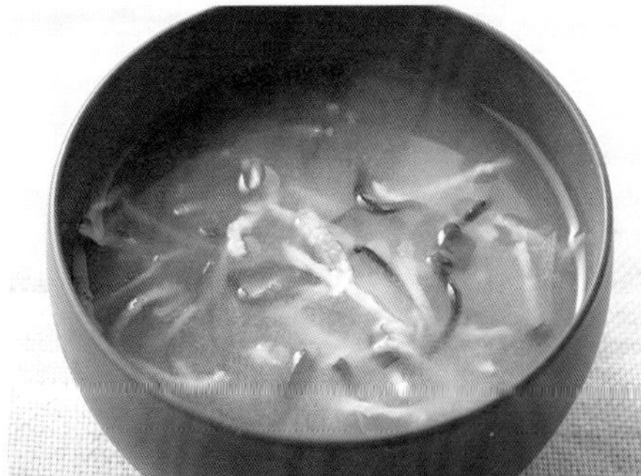

ドリンクや料理にいろいろ使える

酢レシピ

いつものドリンクに混ぜるだけ!

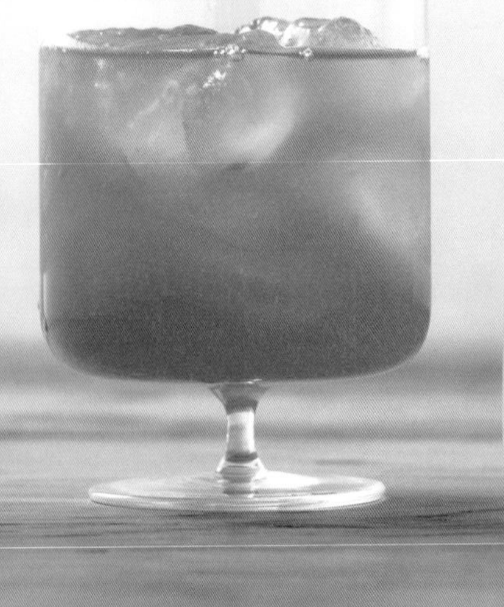

りんご酢アイスティー

材料(1人分)

りんご酢……大さじ1
紅茶(濃いめに淹れたもの)……120mℓ
きび砂糖……約大さじ1
氷……適量(約100g)

作り方

1. 紅茶にりんご酢、きび砂糖を入れて混ぜる。
2. グラスに氷を入れて**1**を注ぐ。

ビネガージンジャーエール

材料(1人分)

酢(穀物酢、りんご酢、ワインビネガーなど)……大さじ1
しょうがの絞り汁……小さじ1
はちみつ……大さじ1
氷……適量(約100g)
炭酸水……120mℓ

作り方

酢、しょうがの絞り汁、はちみつをよく混ぜてグラスに入れ、氷を入れて炭酸水を注ぐ。

はちみつ黒酢ドリンク

材料(1人分)

黒酢……大さじ1
はちみつ……大さじ1
熱湯……200mℓ

作り方

マグカップに黒酢、はちみつを入れて熱湯を注いで混ぜる。

簡単！酢ドリンク

果物や野菜を使ったさわやかなビネガードリンクは、酢の酸味が苦手な人にもおすすめ。
つい飲んでしまう甘い飲み物の代わりに活用すれば、ラクにカロリーダウンできます。

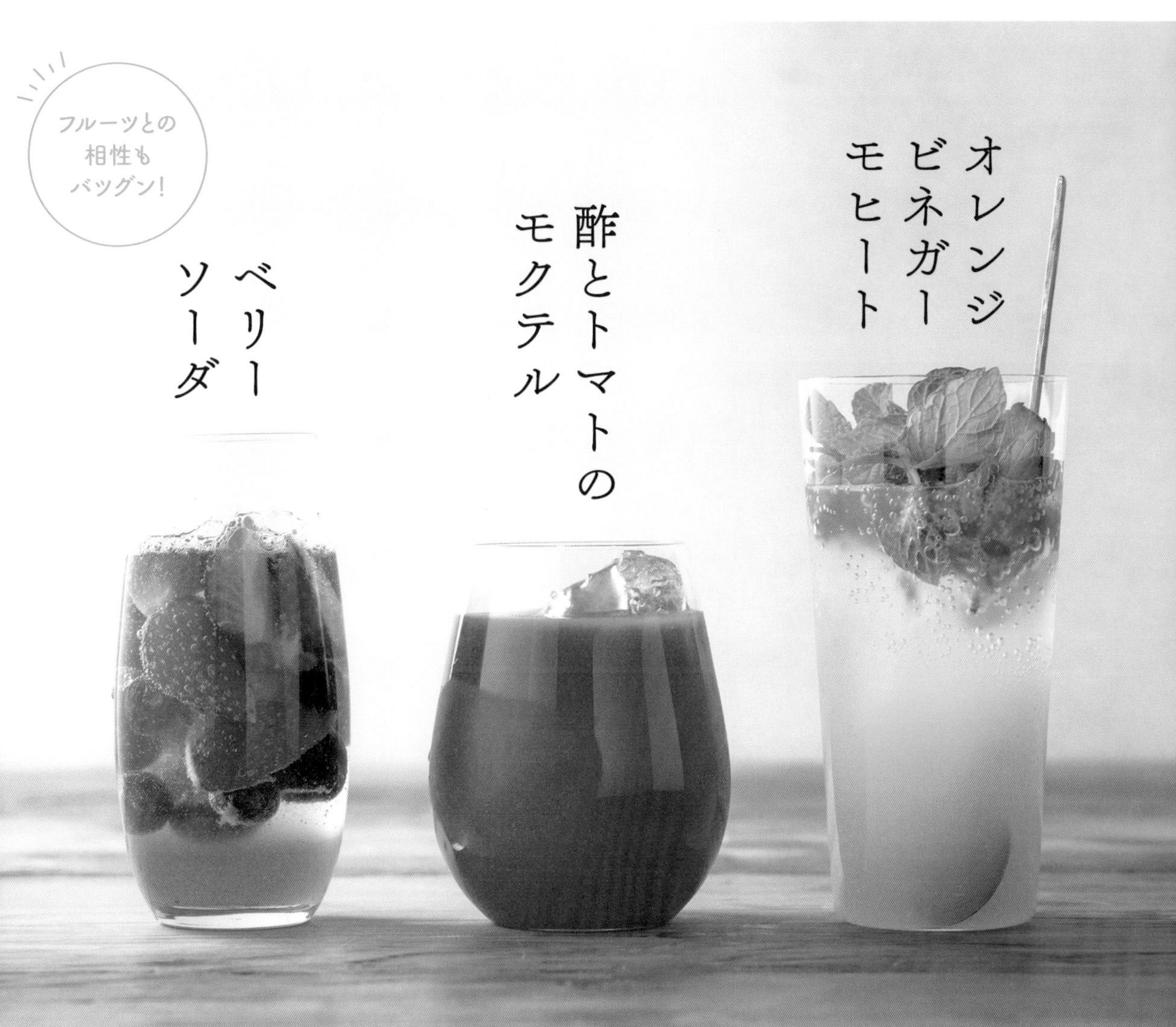

ベリーソーダ

材料（1人分）

穀物酢（またはりんご酢） …… 大さじ1
ブルーベリー、いちご（半分に切る） …… 計80g
はちみつ …… 大さじ1
炭酸水 …… 100mℓ

作り方

ブルーベリー、いちご、はちみつ、酢を混ぜてグラスに入れ、静かに炭酸水を注ぐ。

酢とトマトのモクテル

材料（1人分）

りんご酢（またはワインビネガー） …… 大さじ1
トマトジュース …… 150mℓ
タバスコ …… 少々
氷 …… 適量

作り方

りんご酢、トマトジュース、タバスコ、氷をよく混ぜてグラスに注ぐ。

オレンジビネガーモヒート

材料（1人分）

穀物酢（またはりんご酢） …… 大さじ1
オレンジジュース（果汁100%） …… 100mℓ
ミントの葉 …… 4〜5g
炭酸水 …… 50mℓ
氷 …… 適量

作り方

グラスに、氷、オレンジジュース、酢、ミントを入れ、炭酸水を注ぐ。

オリジナルドレッシングのサラダ

市販のドレッシングにも酢は入っていますが、手作りならローカロリーで甘さも控え目。
脂肪の吸収を抑える根菜、焼き野菜、温野菜など体を冷やさないサラダもぜひとって。

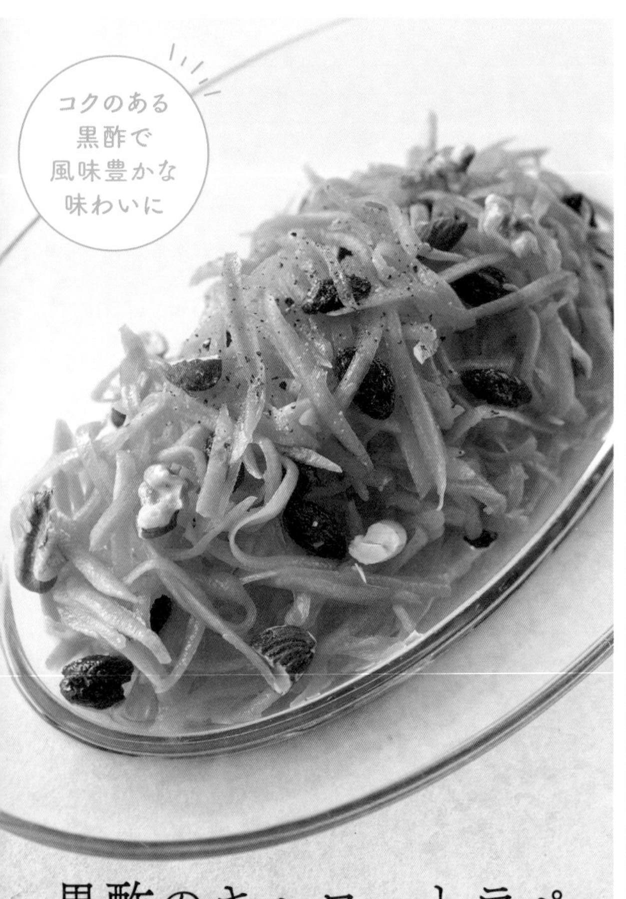

コクのある黒酢で風味豊かな味わいに

黒酢のキャロットラペ

材料（2人分）

にんじん（細切り）……大1本（220g）
レーズン……30g
A 黒酢……大さじ2
　塩……小さじ½
　きび砂糖……大さじ½
　こしょう……少々
　オリーブ油……大さじ1
ミックスナッツ（刻む）……適量
粗びき黒こしょう……少々

作り方

1 ボウルににんじん、レーズン、**A**を入れて混ぜ、30分ほどおく。
2 器に盛り、ミックスナッツを散らして粗びき黒こしょうをふる。

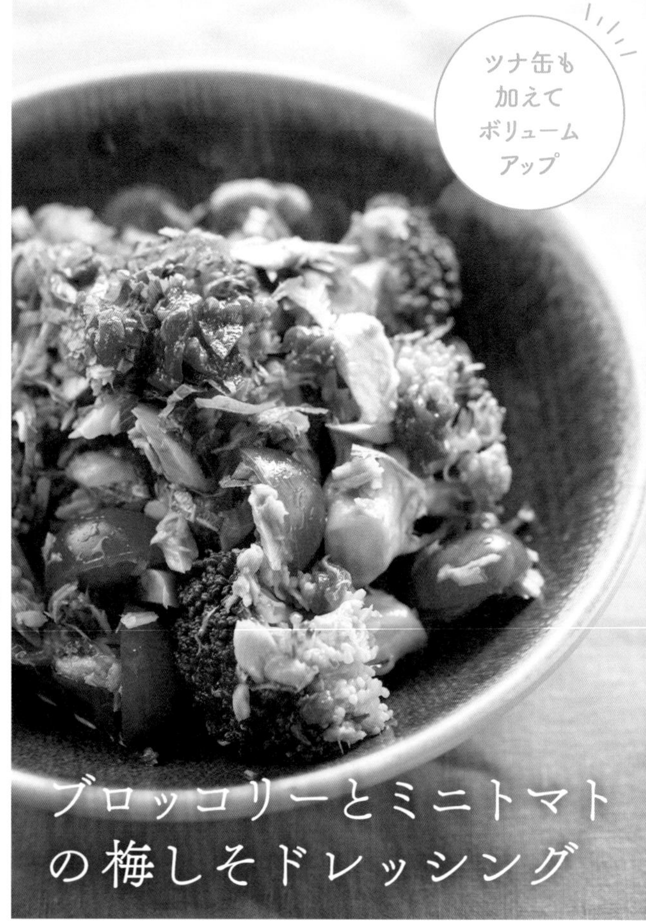

ツナ缶も加えてボリュームアップ

ブロッコリーとミニトマトの梅しそドレッシング

材料（2人分）

ブロッコリー（小房に分ける）……大½個（160g）
ミニトマト（半分に切る）……8個
ツナ缶……1缶（70g）
A 梅干し（塩分8%・種を除きたたく）……2個（正味15g）
　青じそ（細切り）……4枚
　酢・しょうゆ……各大さじ1
　はちみつ……小さじ1
　ごま油……大さじ1

作り方

1 ブロッコリーは塩ゆでにする。
2 ボウルに**1**、ミニトマト、ツナ缶を入れて混ぜ、合わせた**A**を加えてあえる。

エスニックパクチーサラダ

スパイシーな
ドレッシングで

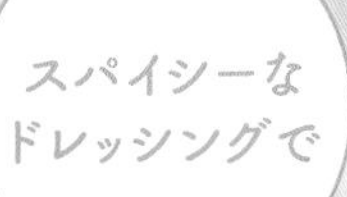

材料（2人分）

えび……100g
もやし……1袋
ミニトマト（黄・半分に切る）……8個
パクチー（葉をちぎる）……50〜60g
A ナンプラー・酢……各大さじ1
ごま油……小さじ2
赤唐辛子（輪切り）……1本
にんにく（すりおろす）……少々
砂糖……小さじ1
塩……少々

作り方

1 鍋に湯を沸かし、もやし、えびをさっとゆでて水けをきり、さます。

2 器に**1**を盛り、ミニトマトを散らしてパクチーをのせ、合わせた**A**をかける。

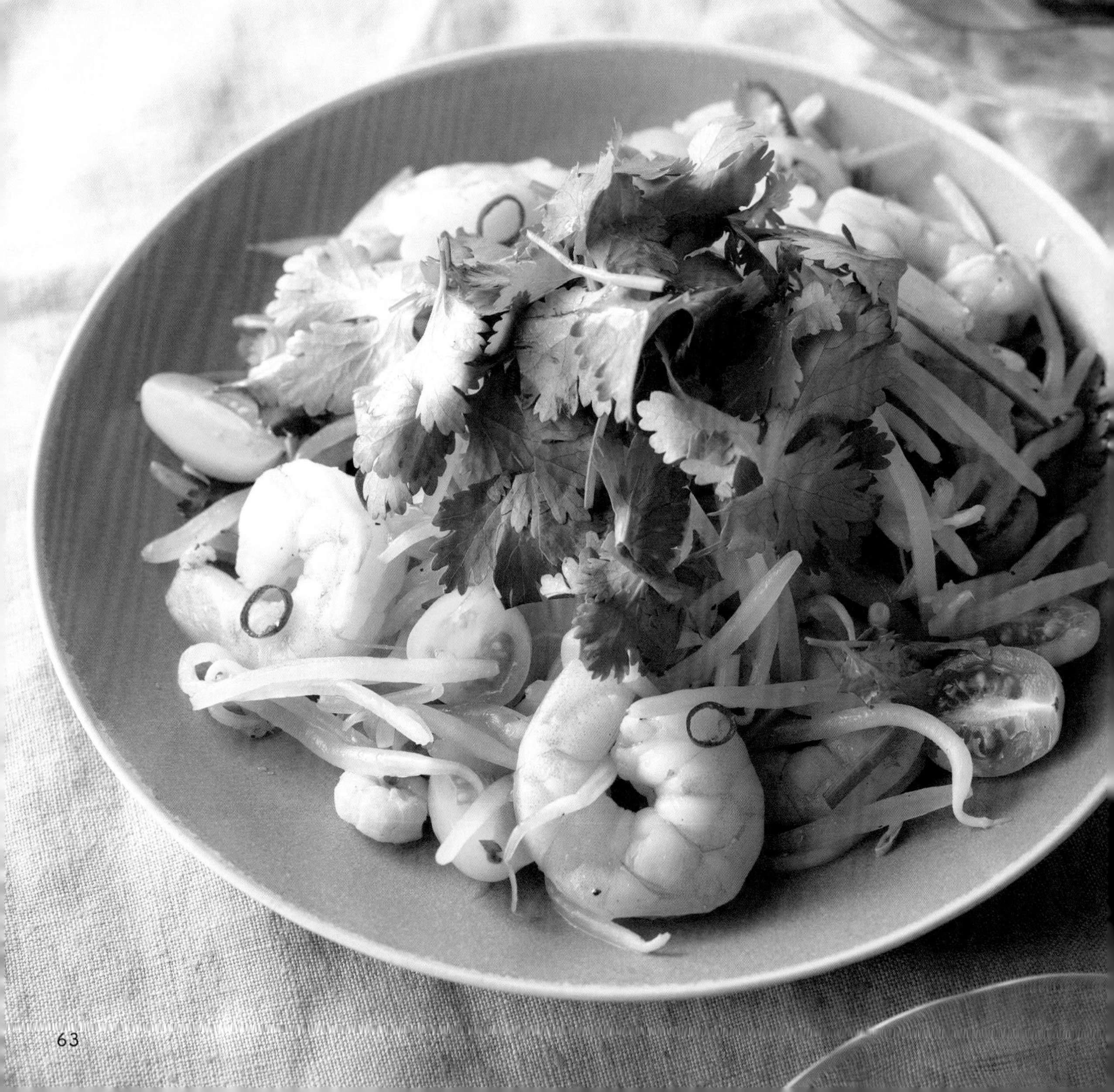

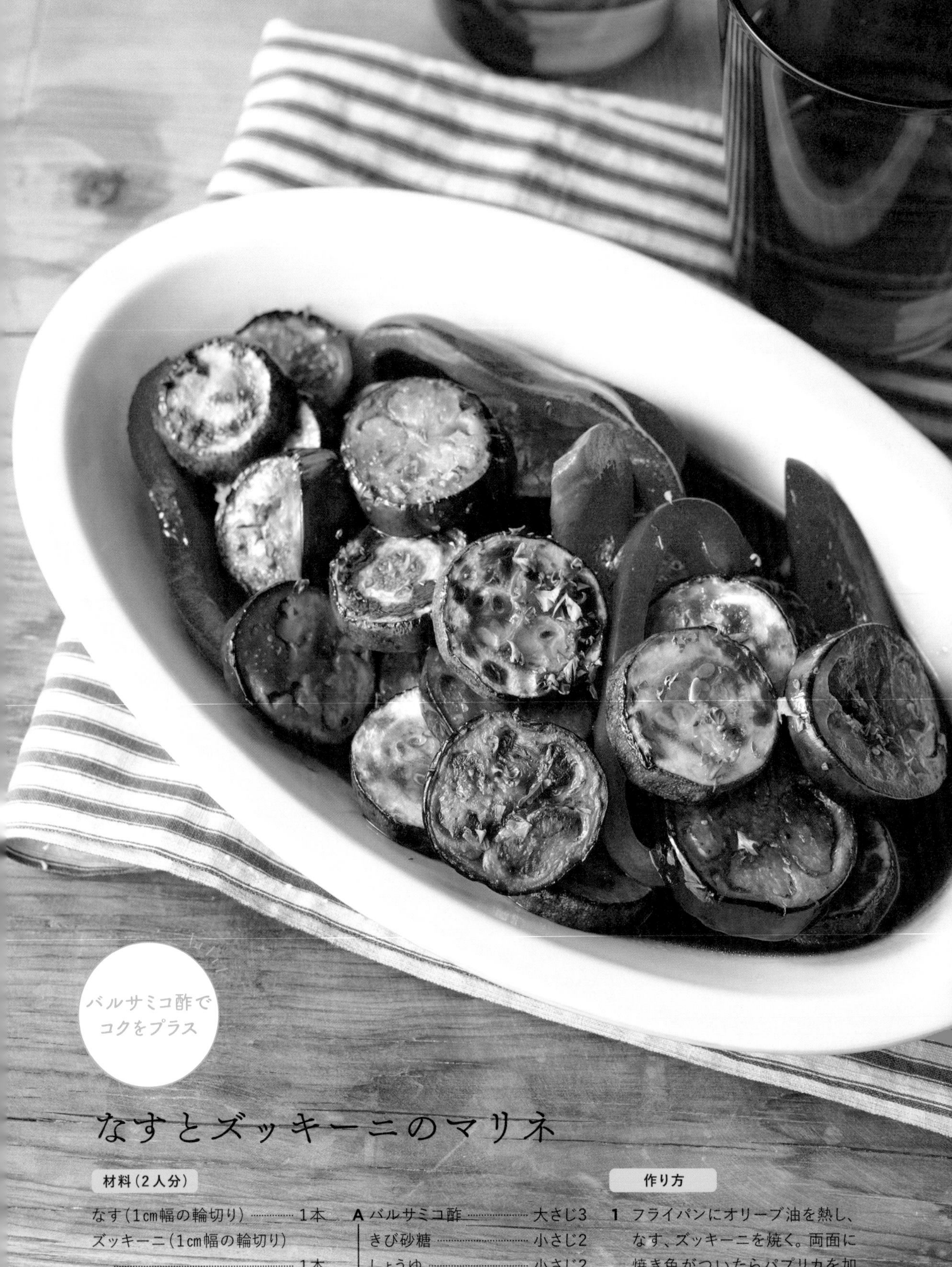

バルサミコ酢で
コクをプラス

なすとズッキーニのマリネ

材料(2人分)

なす(1cm幅の輪切り)……1本
ズッキーニ(1cm幅の輪切り)……1本
赤パプリカ(縦1.5cm幅に切る)……½個
A バルサミコ酢……大さじ3
　きび砂糖……小さじ2
　しょうゆ……小さじ2
塩・こしょう……各少々
パセリ(あれば・みじん切り)……適量
オリーブ油……大さじ2

作り方

1 フライパンにオリーブ油を熱し、なす、ズッキーニを焼く。両面に焼き色がついたらパプリカを加えてさっと炒め、ボウルに移す。熱いうちにAを加えて塩、こしょうで味をととのえる。
2 器に盛り、パセリを散らす。

スモークサーモンとトマトのフレンチドレッシング

さっぱりとした
定番
ドレッシングで

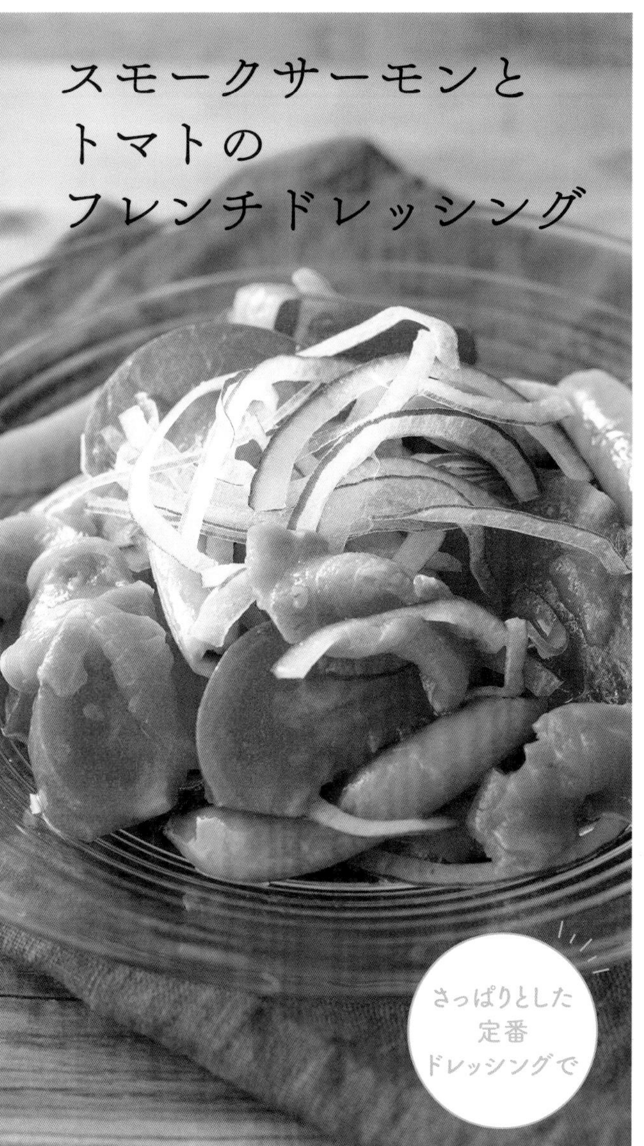

材料（2人分）

スモークサーモン……50g
トマト（くし形切り）……1個
紫玉ねぎ……¼個
スナップえんどう……16本
A 白ワインビネガー……大さじ1
塩……小さじ¼
砂糖……小さじ1
こしょう……少々
サラダ油……大さじ1

作り方

1 紫玉ねぎは繊維を断って薄切りにし、水にさらす。スナップえんどうは筋を除いて塩ゆでする。
2 ボウルにトマト、水けをきった**1**、サーモンを入れて混ぜ、合わせた**A**を加えてあえる。

かぼちゃとじゃがいものほくほくサラダ

粒マスタードが
アクセントに

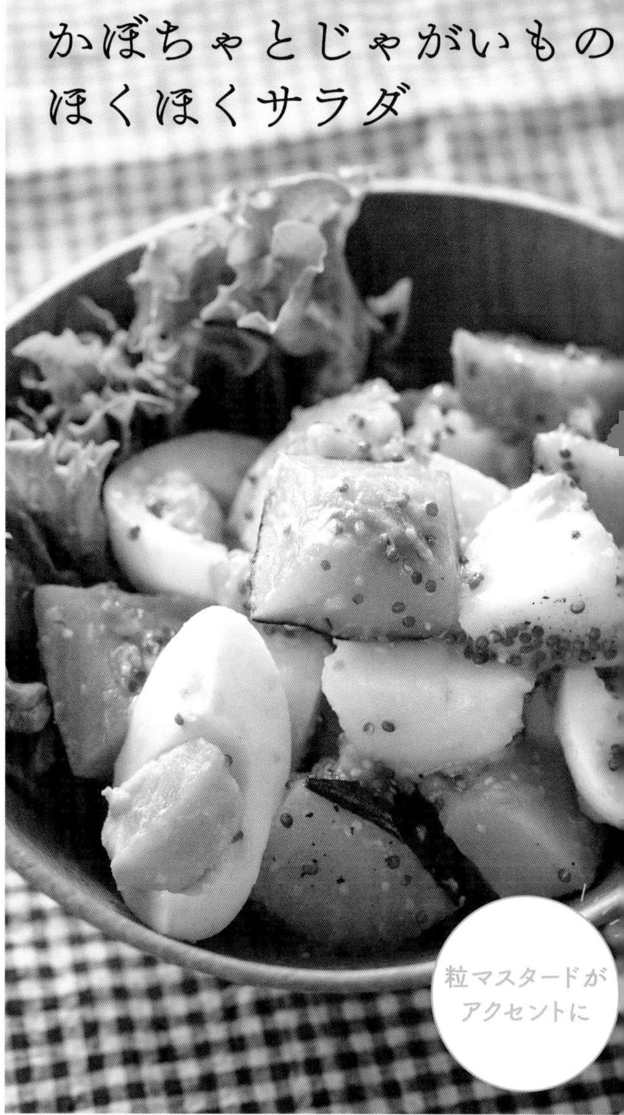

材料（2人分）

じゃがいも……大1個
かぼちゃ……150g
ゆで卵（くし形切り）……2個
A 白ワインビネガー……小さじ2
粒マスタード・オリーブ油……各小さじ2
はちみつ……小さじ1
塩・こしょう……各適量
グリーンリーフ……適量

作り方

1 じゃがいもはペーパータオルで包んで濡らし、ラップで包んで電子レンジで3〜4分加熱する。取り出して粗熱を取り、2〜3cmの角切りにする。
2 かぼちゃは2〜3cm角に切って耐熱容器に入れ、ラップをかけて電子レンジで2〜3分加熱する。取り出して**1**、ゆで卵を加え、合わせた**A**を加えてあえる。塩、こしょうで味ととのえる。
3 器にグリーンリーフ、**2**を盛る。

「酢」を使ったおかず

酢を加えると素材がやわらかくなり、味わいもさっぱり。酢酸の働きで中性脂肪を減らすため、油を使った炒めものも安心して食べられます。

れんこんのはさみ黒酢焼き

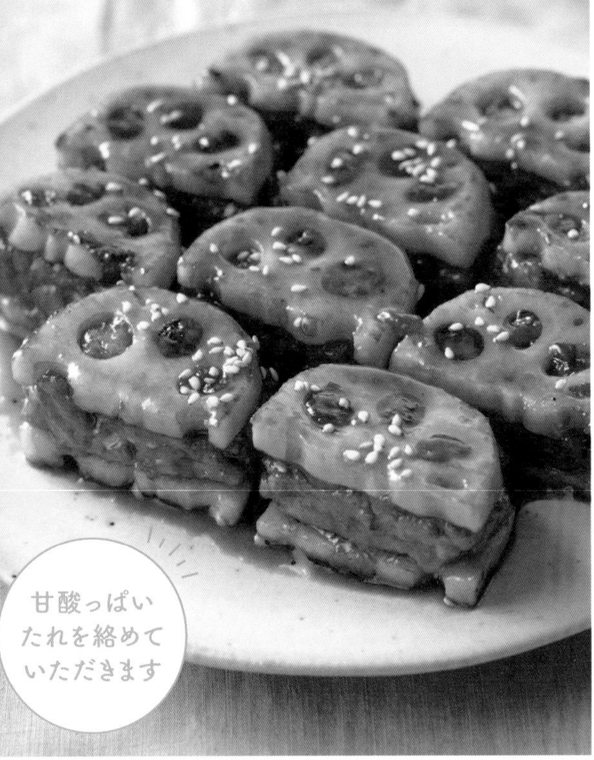

甘酸っぱいたれを絡めていただきます

材料（2人分）

れんこん（5～7㎜厚さの半月切り）……200g
豚ひき肉……200g
A しょうが（すりおろす）……小さじ1
長ねぎ（みじん切り）……10㎝
塩・こしょう……各少々
片栗粉……小さじ2
片栗粉……適量
B 黒酢……大さじ1
しょうゆ・きび砂糖・酒・みりん……各大さじ2
白いりごま……適量
サラダ油……大さじ1

作り方

1 ボウルにひき肉、**A**を入れて混ぜる。れんこんを2枚1組にして片栗粉をまぶし、肉だねをはさむ。

2 フライパンにサラダ油を熱し、**1**を並べ入れる。両面焼いて中まで火を通したら、**B**を加えてからめる。器に盛り、白いりごまをふる。

豚肉とエリンギのさっぱりオイスター炒め

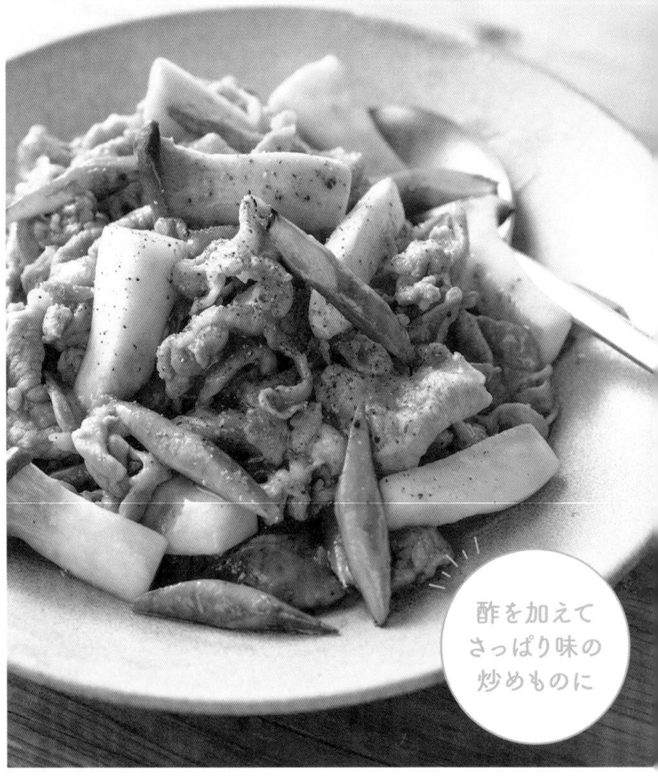

酢を加えてさっぱり味の炒めものに

材料（2人分）

豚こま切れ肉……200g
エリンギ（縦4等分にし、長さ半分に切る）……2本
塩・こしょう……各少々
片栗粉……小さじ2
さやいんげん（斜め3～4等分に切る）……8本
A 酢・オイスターソース・酒……各大さじ1
しょうゆ・みりん……各小さじ1
サラダ油……大さじ1

作り方

1 豚肉は塩、こしょう、片栗粉をまぶす。

2 フライパンにサラダ油を熱し、**1**を炒める。肉の色が変わってきたらさやいんげん、エリンギを加えて炒める。**A**を加えて炒め合わせる。

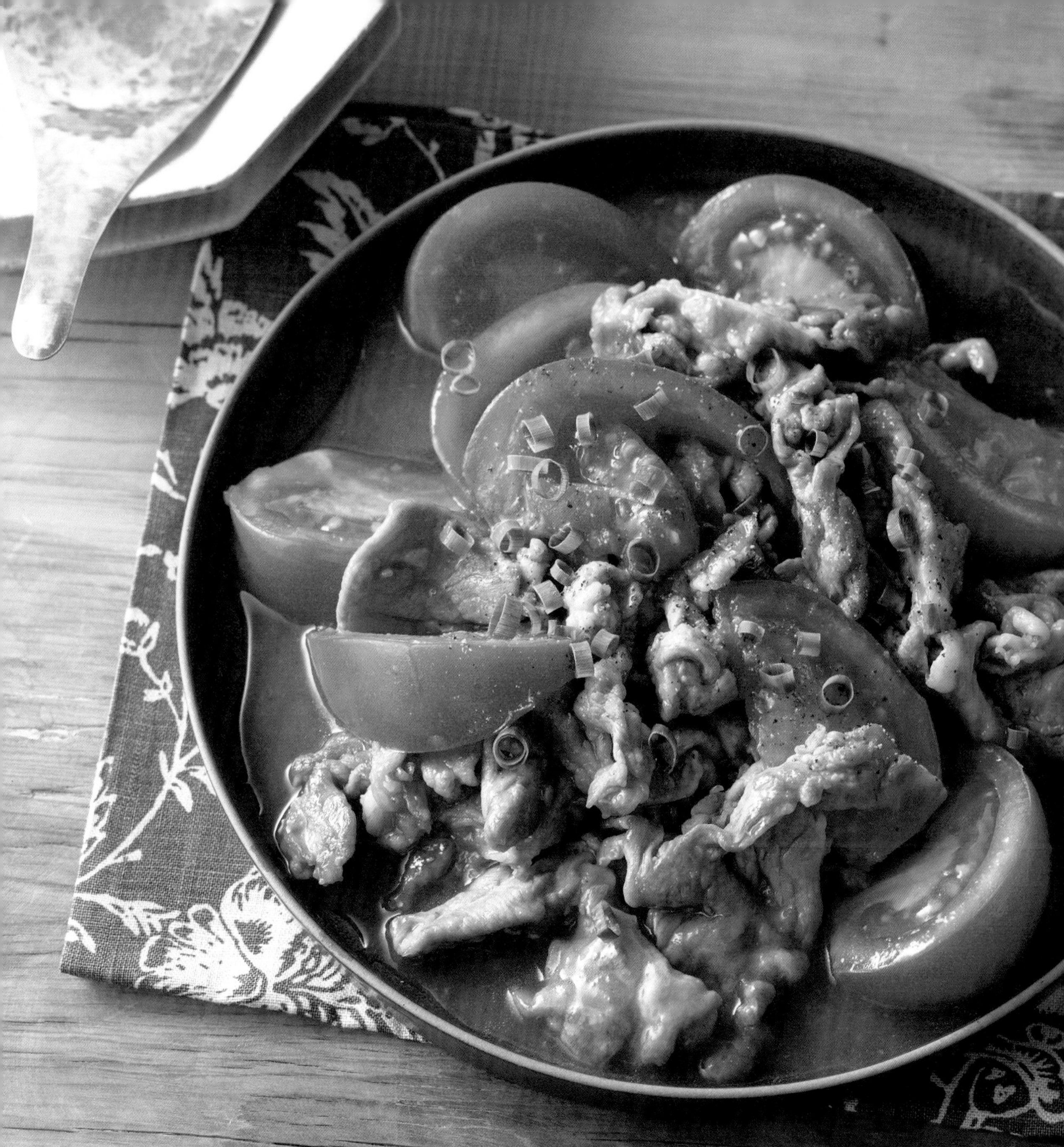

豚肉とトマトの黒酢炒め

黒酢のコクで
うまみが
増します

材料（2人分）

- 豚こま切れ肉……250g
- トマト（くし形切り）……大1個
- 塩……少々
- 片栗粉……小さじ2
- **A** 黒酢……大さじ2
  - しょうゆ……大さじ1
  - 砂糖・酒……各小さじ2
  - にんにく（すりおろす）……½片
- 細ねぎ（小口切り）……適量
- ごま油……大さじ1

作り方

1 豚肉は塩をもみ込み、片栗粉をまぶす。

2 フライパンにごま油を熱し、**1**を炒める。肉の色が変わったらトマトを加えてさっと炒め、**A**を加えて調味する。器に盛り、細ねぎを散らす。

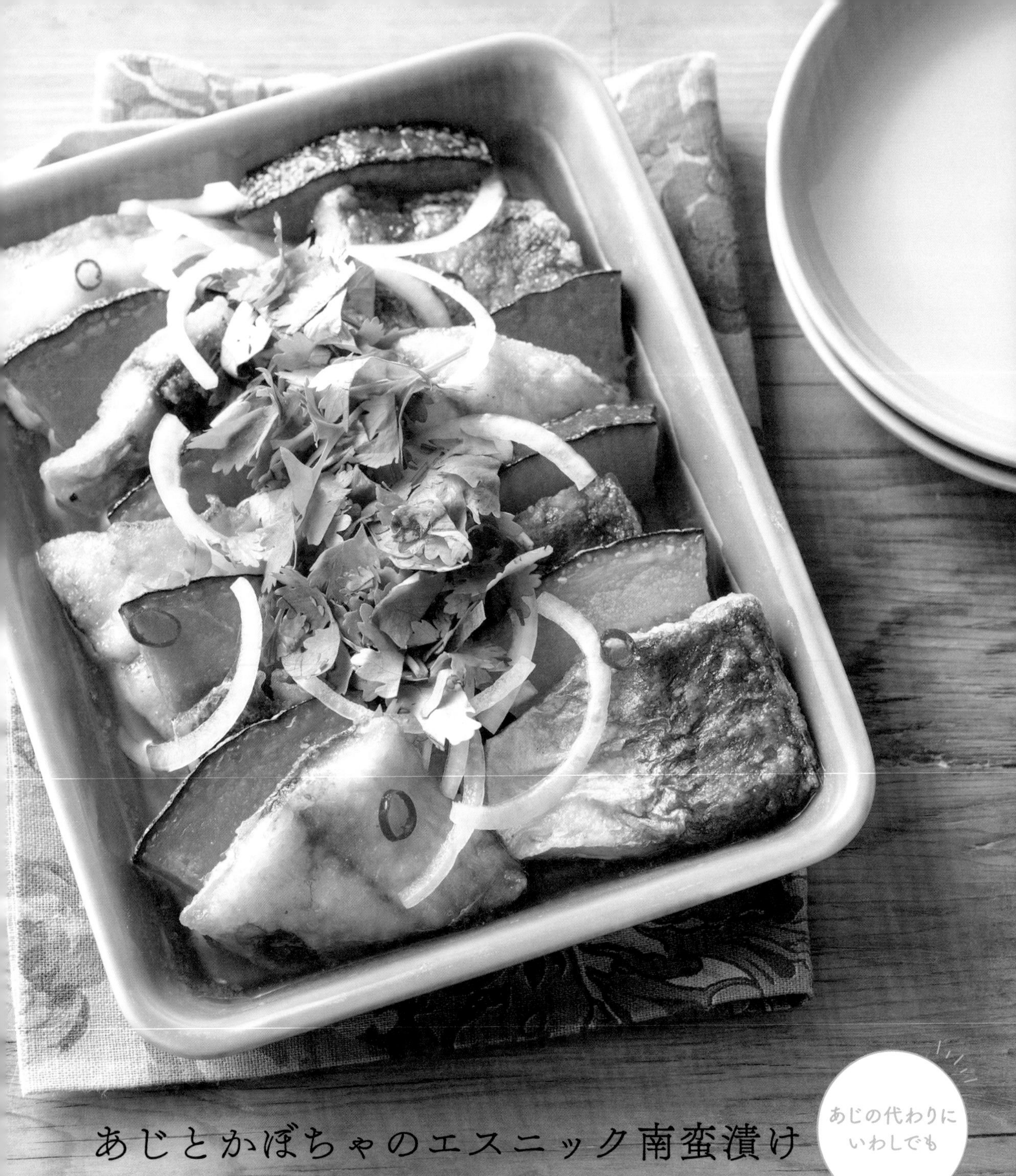

あじとかぼちゃのエスニック南蛮漬け

あじの代わりにいわしでも

材料（2人分）

あじ（三枚におろしたもの）……3〜4尾（正味200g）
かぼちゃ（薄切り）……120g
玉ねぎ（繊維を断って薄切り）……1/6個
A 塩・こしょう……各少々
片栗粉……適量
B ナンプラー・酢・砂糖……各大さじ2
赤唐辛子（輪切り）……1本
レモン汁……大さじ1
水……1カップ
パクチー（好みで・刻む）……適量
サラダ油……適量

作り方

1 小鍋に**B**を入れて火にかけ、煮立ったら火を止めて保存容器に移す。
2 あじは、3〜4cm長さに切り、**A**をまぶす。
3 フライパンにサラダ油を熱し、かぼちゃを焼く。両面焼けたら取り出し、油を少し足して**2**を揚げ焼きにする。あじとかぼちゃは熱いうちに**1**に入れ、水けをきった玉ねぎをのせて10分以上漬ける。器に盛り、好みでパクチーをのせる。

アスパラとささみの酢みそあえ

お酒の
おつまみにも
おすすめの
一品

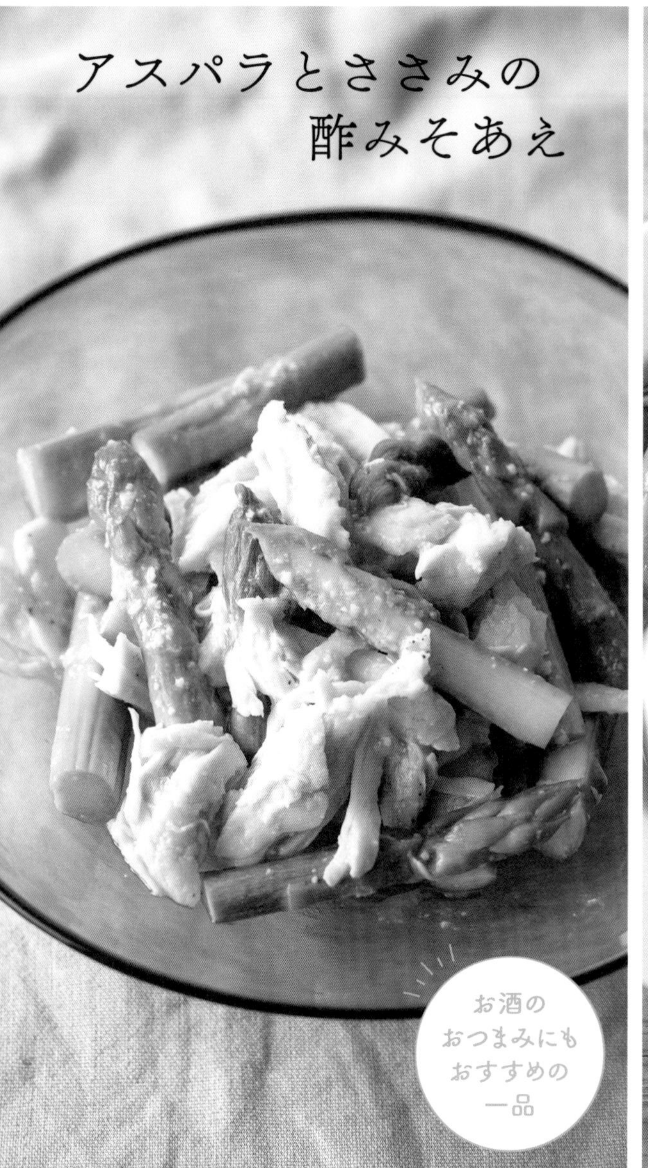

材料（2人分）

鶏ささみ……3本
A 塩・こしょう……各少々
　酒……小さじ2
グリーンアスパラガス……8本
B みそ・酢……各大さじ2
　砂糖……大さじ1

作り方

1. アスパラガスは根元のかたい部分を除いて塩ゆでし、4〜5㎝長さに切る。
2. 耐熱容器にささみを入れ、**A**をもみ込む。ラップをかけて電子レンジで2〜3分加熱し、粗熱が取れたら手で裂く。
3. ボウルに**1**、**2**、**B**を入れてあえる。

キャベツと手羽元のビネガーポトフ

さっぱりした
味わいで
野菜がたっぷり
食べられる！

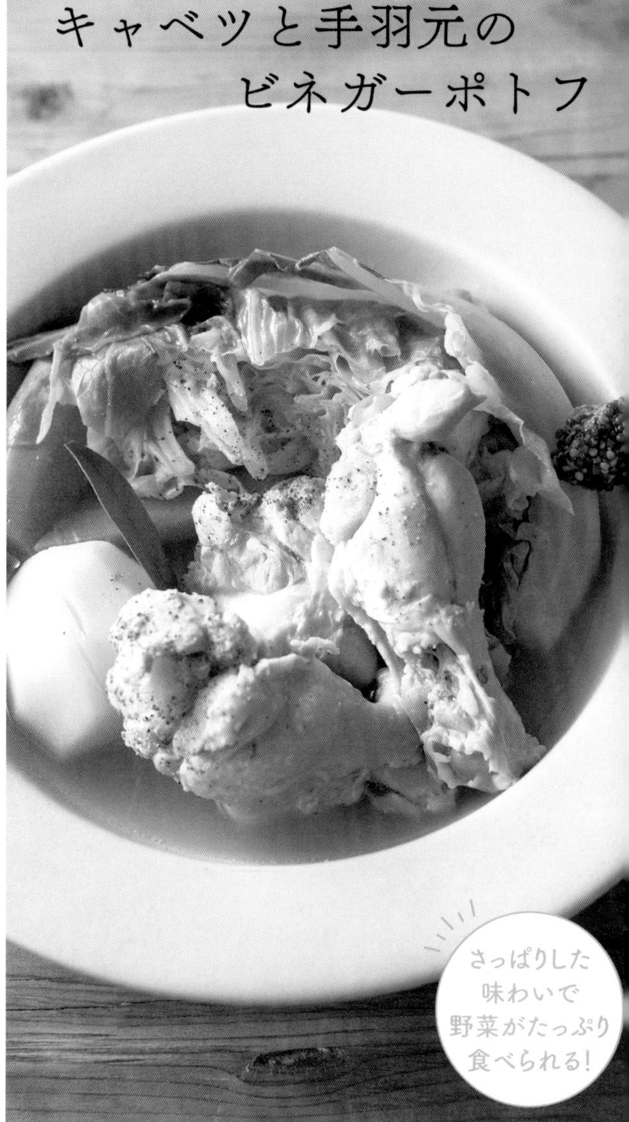

材料（2人分）

鶏手羽元……6本
キャベツ（半分に切る）……$\frac{1}{4}$個
塩……小さじ1
こしょう……少々
にんじん（大きめに切る）……1本
A 白ワインビネガー……大さじ2
　顆粒コンソメ……大さじ1
　水……4と$\frac{1}{2}$カップ
　ローリエ……1枚
じゃがいも（半分に切る）……2個
好みで粒マスタード……適量

作り方

1. 手羽元は塩、こしょうをふる。
2. 鍋に**1**、キャベツ、にんじん、**A**を入れて火にかけ、煮立ったら5分煮る。じゃがいもを加えて15〜20分煮る。器に盛り、粒マスタードを添える。

簡単！オリジナルアレンジ酢

調味料を混ぜるだけで、オリジナルの酢も簡単に作れます。たれやドレッシングとして料理に使えば、いつもと違う味わいで新鮮！混ぜた酢は冷蔵庫で半年ほど保存できます。

※野菜を漬けたら1週間ほどで食べきりましょう。

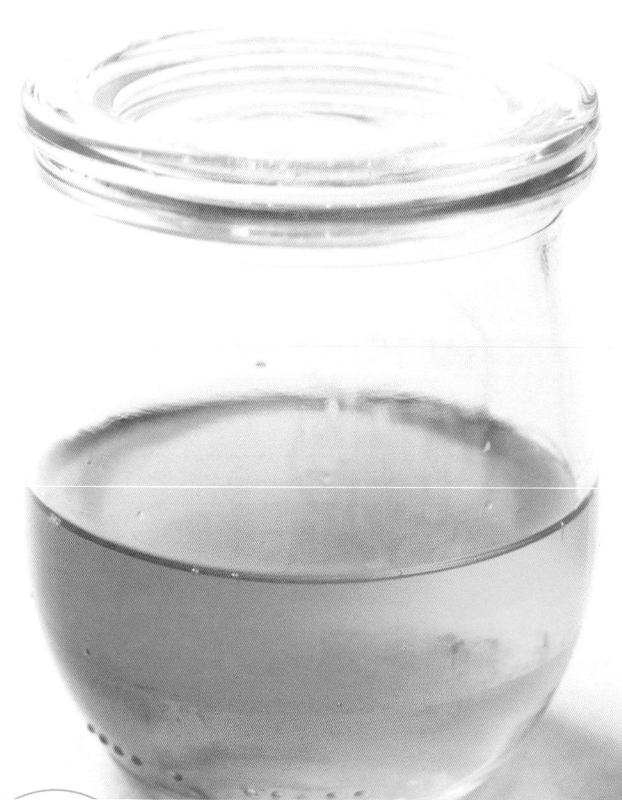

マリネ酢

材料（作りやすい分量）

- 白ワインビネガー …… 大さじ2
- はちみつまたはきび砂糖 …… 大さじ1
- 塩 …… 小さじ1
- オリーブ油 …… 大さじ4

作り方

すべての材料を合わせる。

甘酢っぱさが
万能に使える

こんな料理に

好みの野菜
（玉ねぎ、パプリカ、ゆでたさやいんげん、
ピーマンなど）を漬ける。

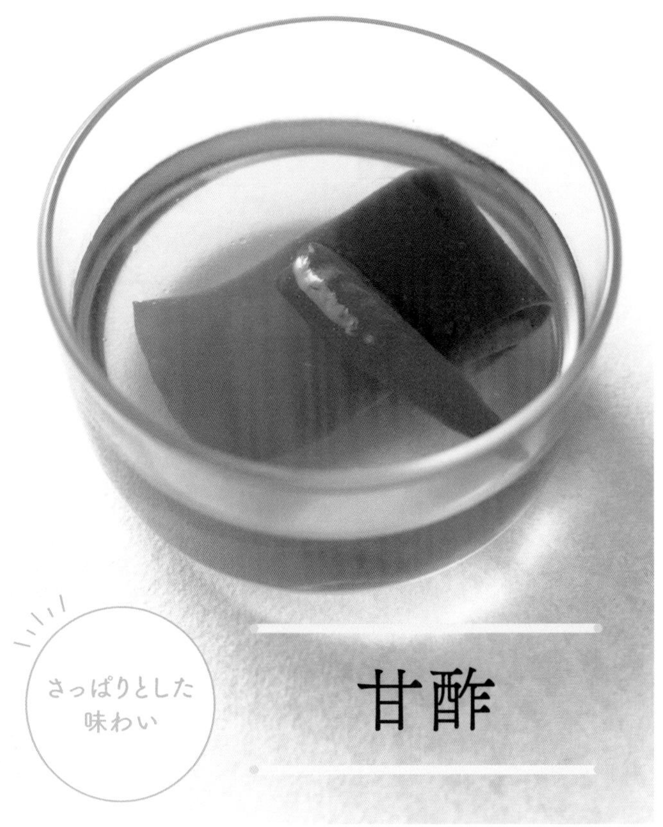

さっぱりとした
味わい

甘酢

材料（作りやすい分量）

穀物酢 …… ½カップ
水 …… ¼カップ
赤唐辛子 …… 1本
きび砂糖 …… 大さじ2
塩 …… 小さじ½

作り方

すべての材料を合わせる。

こんな料理に

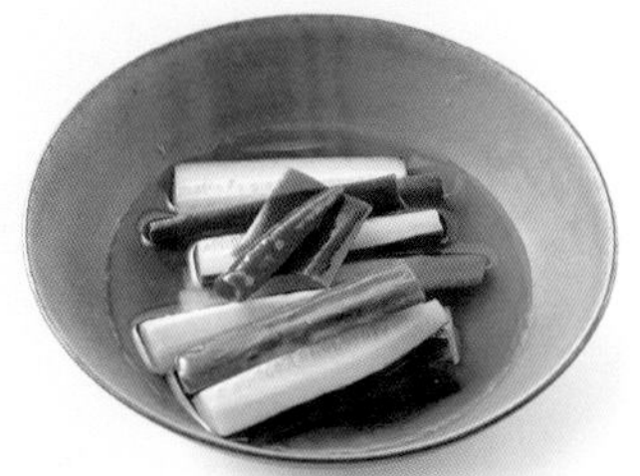

好みの野菜（大根、にんじん、
パプリカ、きゅうりなど）を漬ける。

黒酢のコクで
風味アップ

黒甘酢

材料（作りやすい分量）

黒酢 …… ½カップ
きび砂糖 …… 大さじ2
塩 …… 小さじ½
好みで赤唐辛子 …… 1本

作り方

すべての材料を合わせる。

こんな料理に

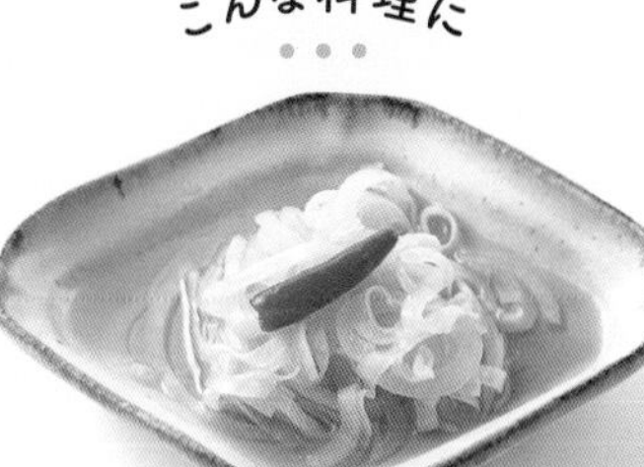

好みの野菜
（玉ねぎ、きゅうり、揚げたなすや
ズッキーニなど）を漬ける。

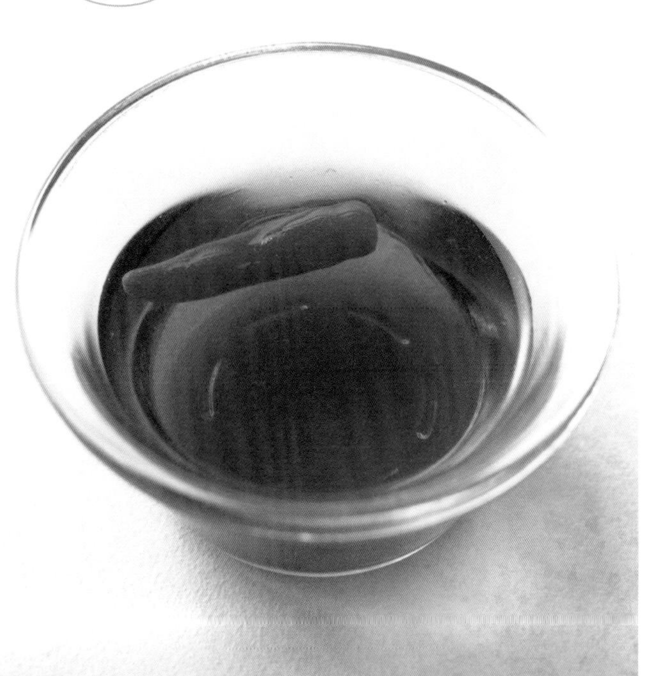

黒酢しょうゆ

かけじょうゆ
として活躍

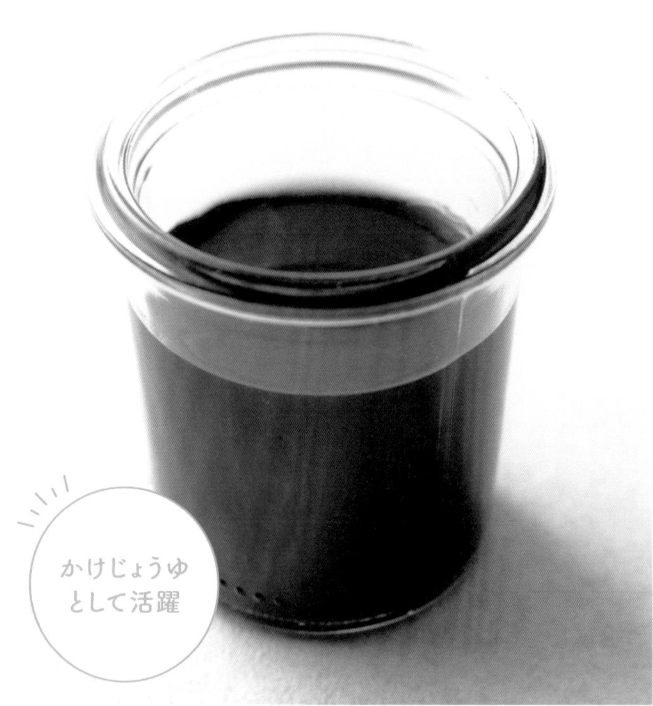

材料(作りやすい分量)

黒酢・しょうゆ・みりん……各大さじ3
赤唐辛子……1本
昆布……2㎝

作り方

すべての材料を合わせて耐熱容器に入れ、電子レンジで3分加熱する。

こんな料理に

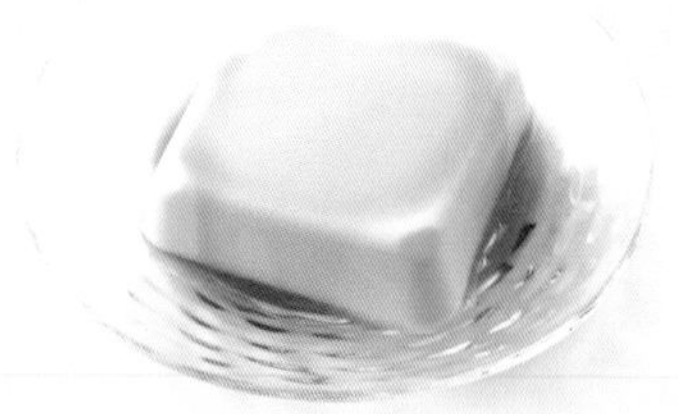

豆腐、ゆでた肉などにかける。

スパイシーワインビネガー

材料(作りやすい分量)

白ワインビネガー・オリーブ油……各大さじ3
塩……小さじ1
きび砂糖……小さじ½
にんにく(すりおろす)・こしょう……各少々

作り方

すべての材料を合わせる。

こんな料理に

サラダや刺身にかける。

にんにくと
こしょうを
効かせて

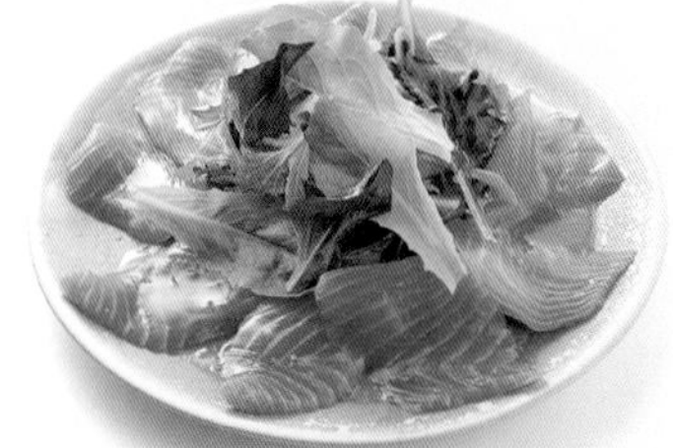

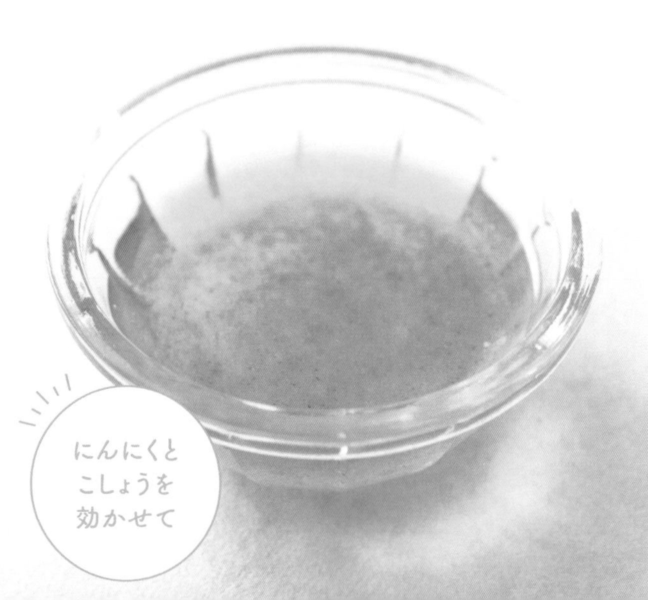

レモンポン酢

さわやかな
酸味を
味わえる

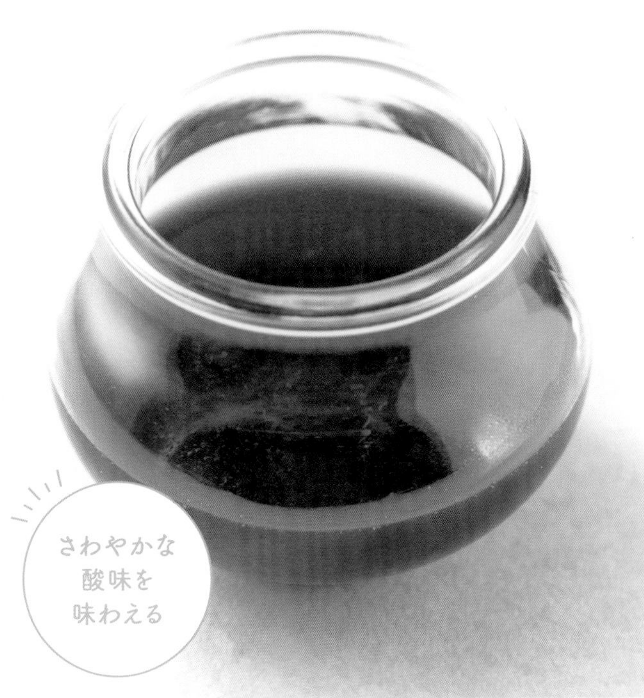

材料（作りやすい分量）

- 穀物酢 ………… 大さじ1
- レモン汁 ………… 大さじ2
- しょうゆ ………… 大さじ3
- きび砂糖 ………… 小さじ1
- 粉末昆布茶 ………… 小さじ½

作り方

すべての材料を合わせて耐熱容器に入れ、電子レンジで2分30秒加熱する。

こんな料理に

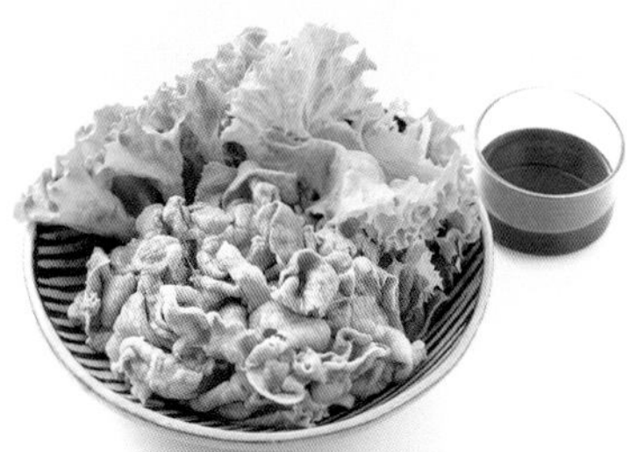

ゆで豚や加熱したきのこにかける。

ごま酢

ごま油が
香り高い

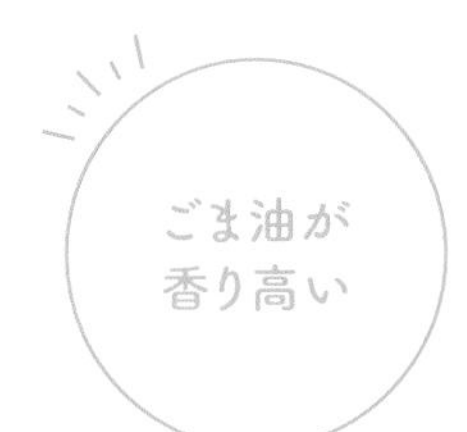

材料（作りやすい分量）

- 穀物酢・しょうゆ ………… 各大さじ3
- 砂糖 ………… 大さじ1
- ごま油 ………… 大さじ2
- 塩・こしょう ………… 各少々
- 白いりごま ………… 小さじ1

作り方

すべての材料を合わせる。

こんな料理に

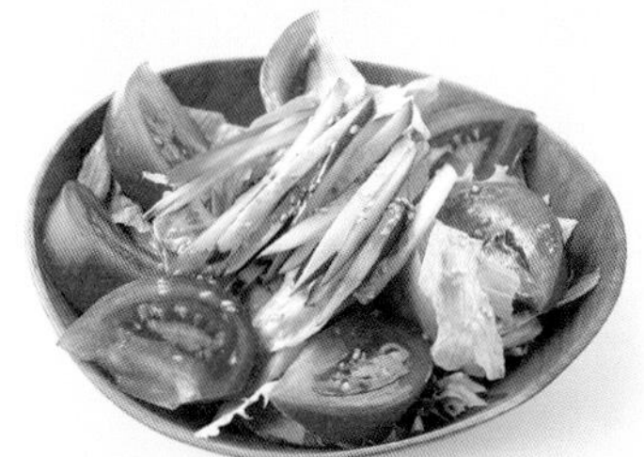

ドレッシング代わりに
好みのサラダにかける。

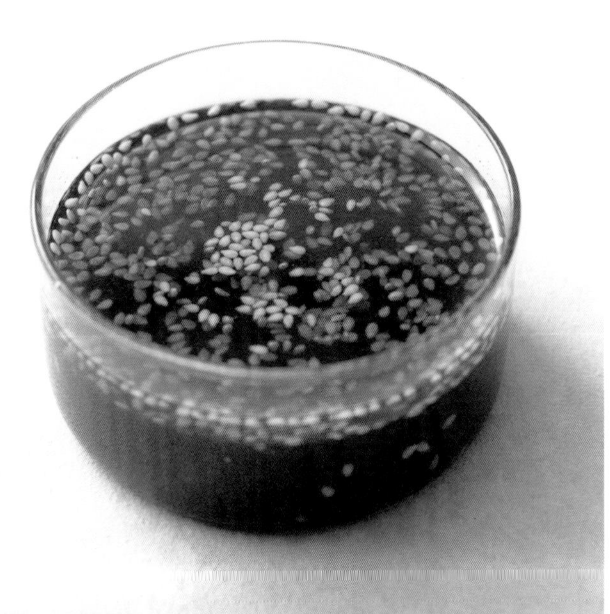

香りも楽しめる

フルーツビネガー

酢に果物の栄養成分が溶け込んだフルーツビネガーは、リフレッシュタイムにぴったり。デザートやカクテルのように楽しみながら、酢と果物のよさを同時摂取できます。果物はアレンジOK。季節ごとにいろいろな果物で作ってみて。

キウイ酢

材料（作りやすい分量・びんは煮沸する）

キウイ（輪切り）……… 3～4個（400g）
氷砂糖またはグラニュー糖……… 400g
穀物酢またはりんご酢……… 2カップ

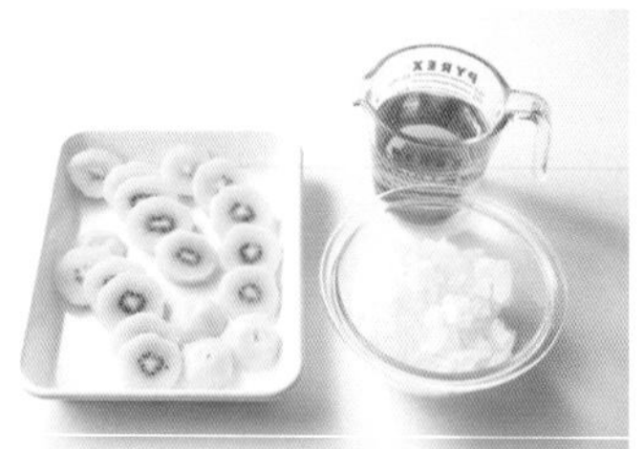

作り方

1 保存びんに砂糖、キウイを入れ、酢を注いでふたをする。冷蔵室におく。

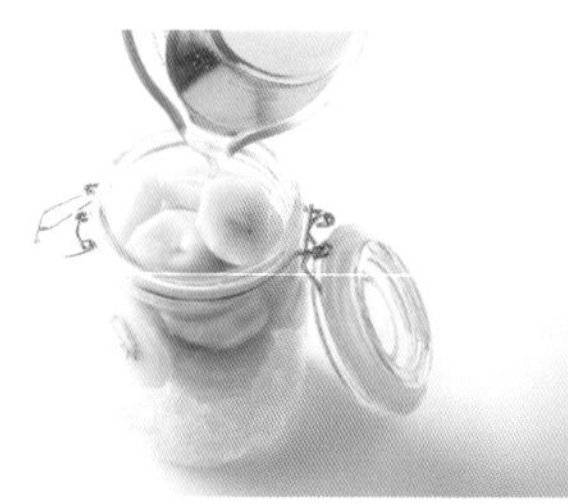

2 ときどきびんを傾けて氷砂糖を溶かし、完全に溶けたら（約2週間）キウイを取り出す。水、炭酸水などで4～5倍に薄めて飲む。

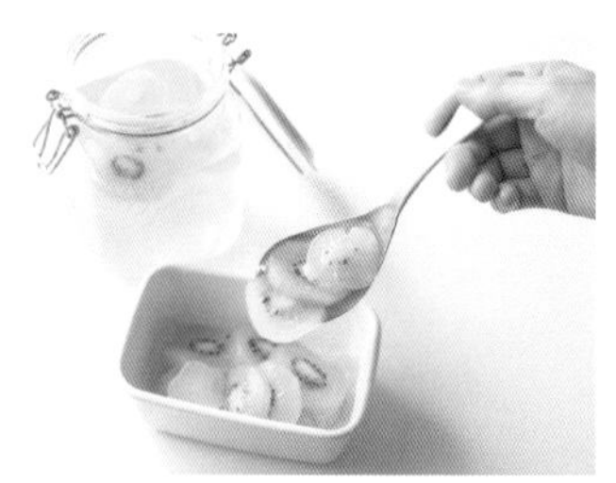

保存：キウイを除き、冷蔵で約半年

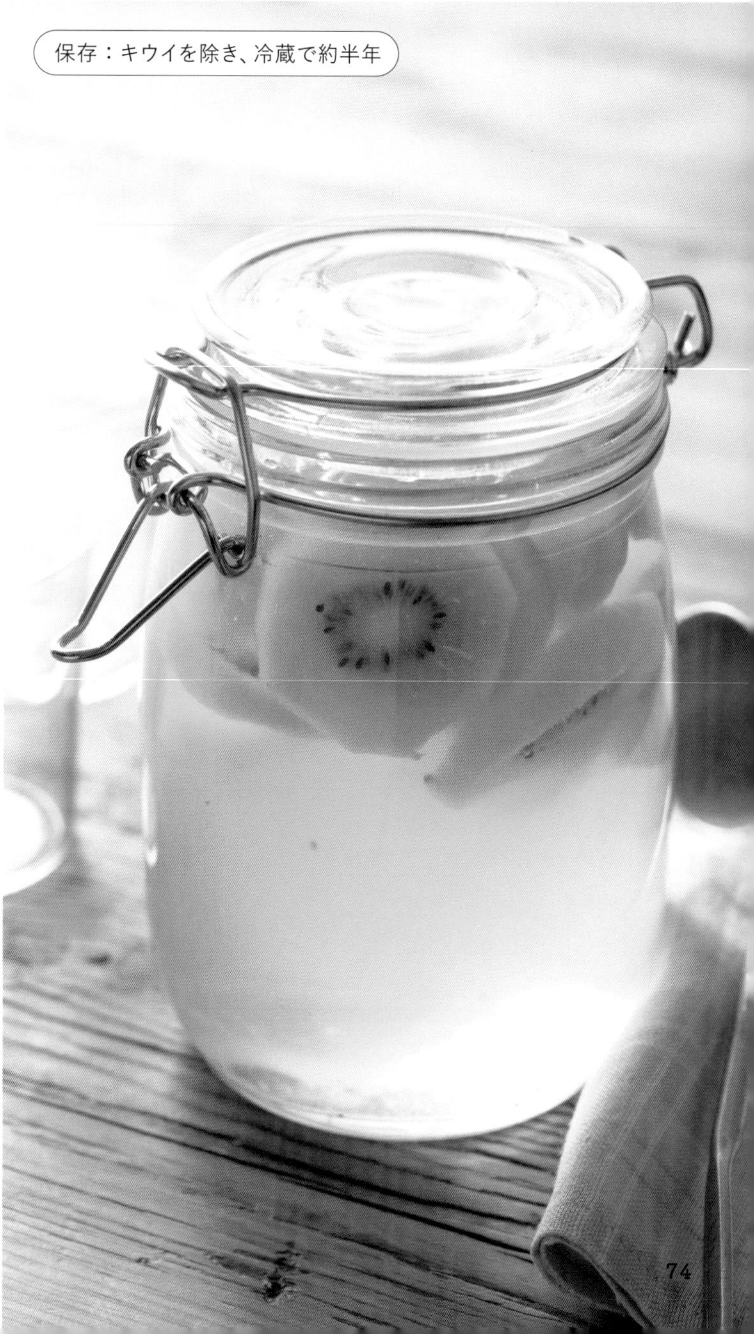

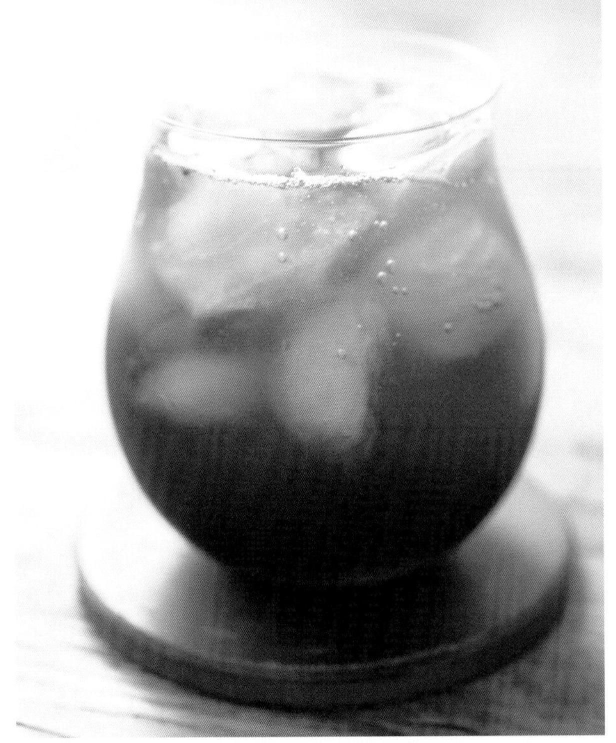

甘酸っぱさがサラダに合う

フルーツドレッシング

キウイ酢大さじ2、オリーブ油大さじ4、
塩小さじ½、こしょう少々を混ぜる。

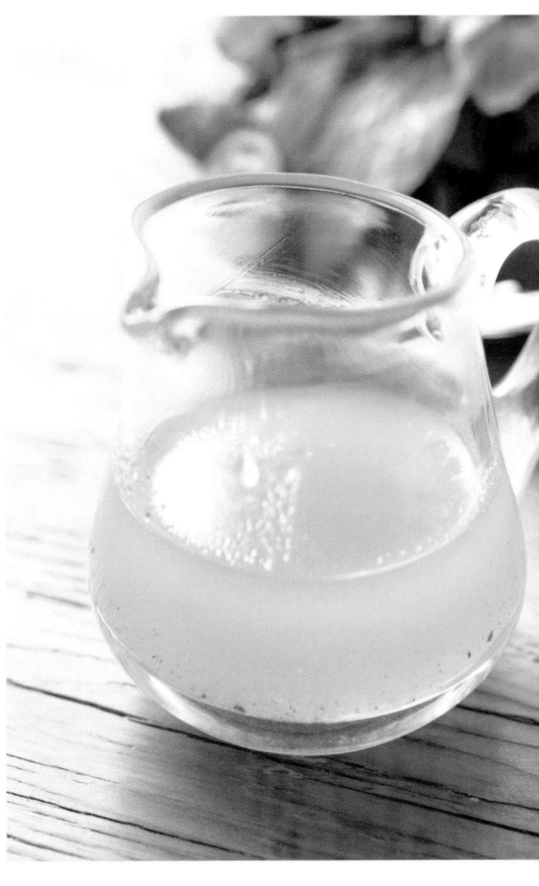

おしゃれなビネガーカクテル

ワイン割り

キウイ酢大さじ2、赤ワイン50〜60mlを
グラスに注ぎ、炭酸水½カップを注ぐ。

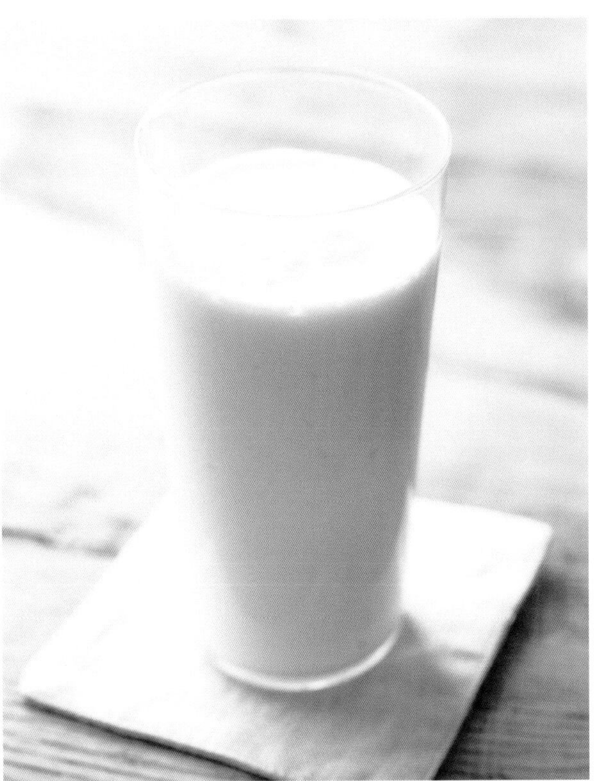

飲むヨーグルト風の味わい

豆乳割り

キウイ酢大さじ2、
無調整豆乳200mlを入れて混ぜる。

汁ものやおかずに混ぜて

米ぬかレシピ

ふりかけのメリット

米ぬかの栄養成分は白米から失われたものなので、ご飯とともに摂取するのがいちばん合理的で相性のいいとり方。もちろんいりぬかをふるだけでもよいのですが、ふりかけにするとさらにおいしく、ビタミンやたんぱく質などその他の栄養も同時にとることができます。

梅ふりかけ

材料（作りやすい分量）

いりぬか（作り方P.31）… 大さじ2
カリカリ梅（細かく刻む）……… 10粒（正味25g）

作り方

すべての材料を混ぜる。

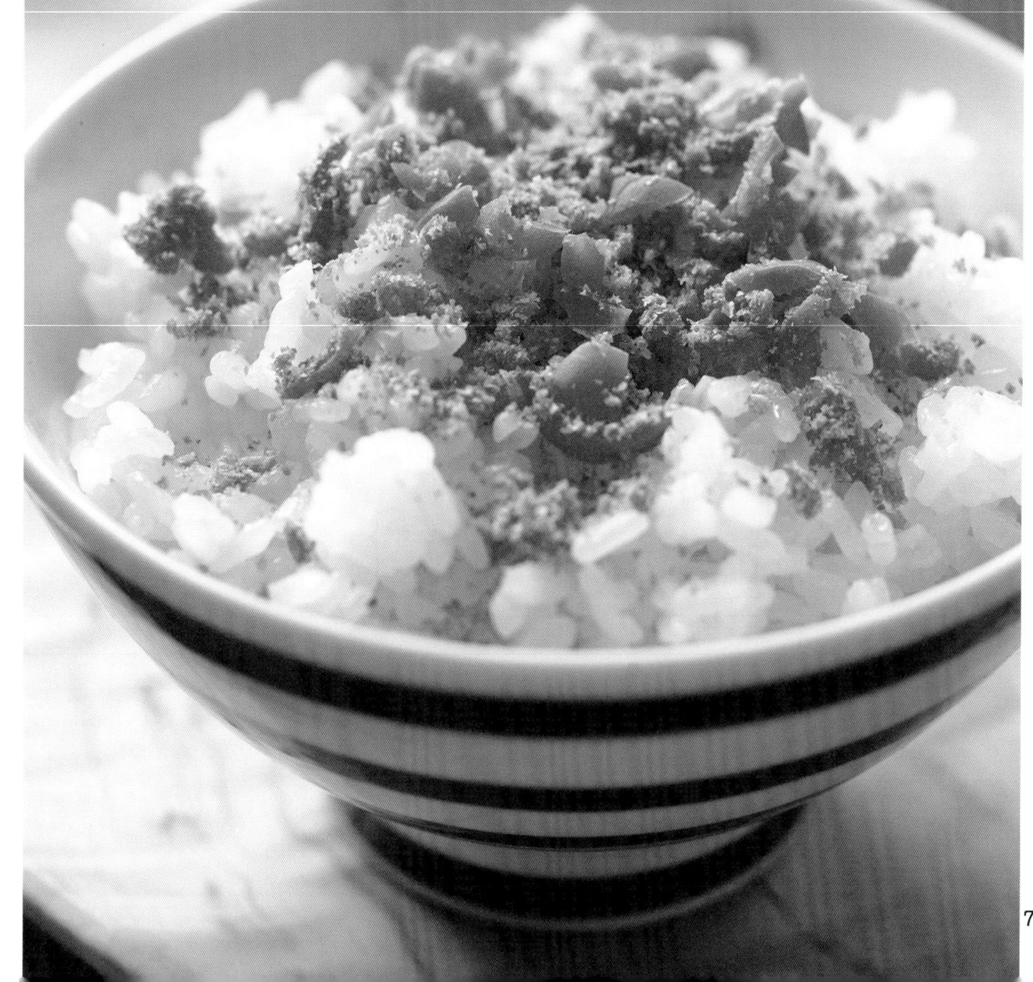

おすすめ！簡単ふりかけ

クセがない米ぬかは、味や素材を問わずなじみがいいので、ふりかけにぴったり。
少量ずつ何種類か作りおくと飽きません。日もちは冷蔵で7〜10日が目安。

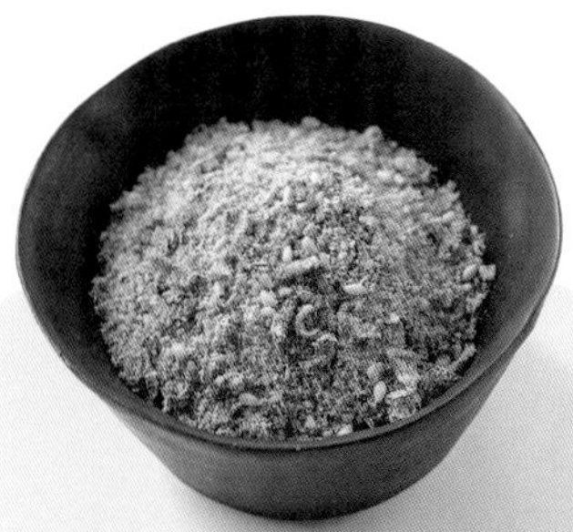

昆布ごまふりかけ

材料（作りやすい分量）

いりぬか（作り方P.31）……大さじ2
白すりごま……小さじ2
塩昆布（大きければキッチンばさみで刻む）……15g

作り方

すべての材料を混ぜる。

ベーコンふりかけ

材料（作りやすい分量）

いりぬか（作り方P.31）……大さじ2
ベーコン（細かく刻む）……3枚（60g弱）
A 粉チーズ……大さじ1
　塩・粗びき黒こしょう……各適量

作り方

1. ベーコンはペーパータオルではさみ、電子レンジで1分加熱する。ペーパーを取り替えてさらに1分加熱する。
2. いりぬか、**A**を加えて混ぜる。

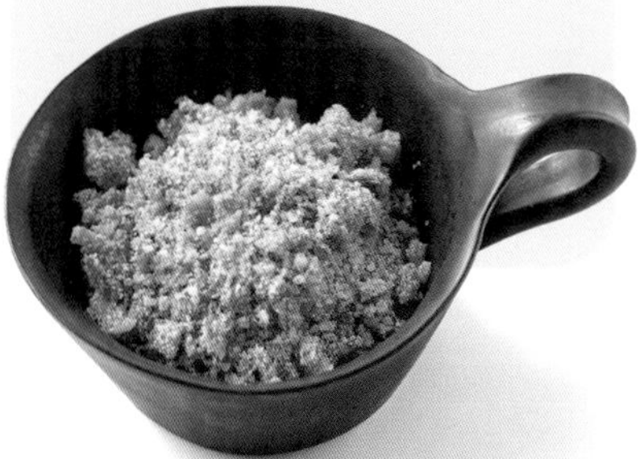

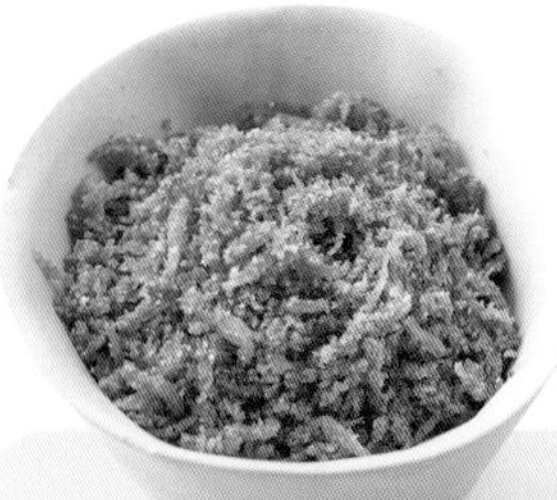

じゃこの甘辛ふりかけ

材料（作りやすい分量）

いりぬか（作り方P.31）……大さじ2
ちりめんじゃこ……大さじ3
A しょうゆ・酒・みりん・砂糖……各小さじ1
ごま油……小さじ1

作り方

フライパンにごま油を熱し、ちりめんじゃこを1分弱炒める。**A**を加えて木べらなどで混ぜながら水分をとばし、いりぬかを加えて混ぜる。

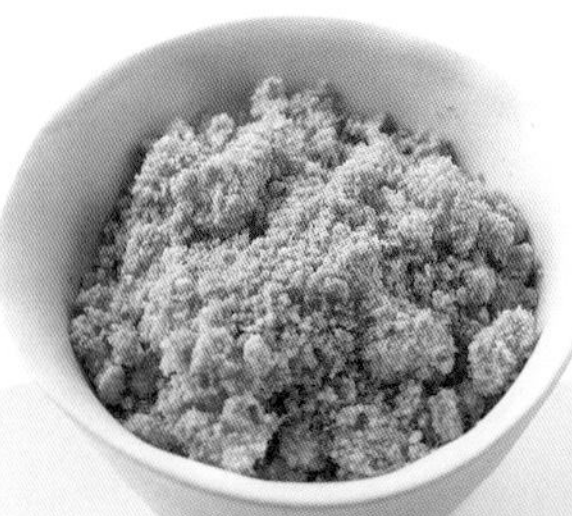

たらこふりかけ

材料（作りやすい分量）

いりぬか（作り方P.31）……大さじ2
たらこ（半分に切る）……1腹（40〜50g）

作り方

たらこはペーパータオルにのせて電子レンジで1分30秒〜2分加熱する。粗熱が取れたらパラパラにほぐし、いりぬかと合わせる。

のりごまふりかけ

材料（作りやすい分量）

いりぬか（作り方P.31）……大さじ2
A 白いりごま……小さじ2
　塩……小さじ¼
　砂糖……小さじ2
味つきのり……2g

作り方

フライパンにいりぬか、**A**を入れてさっといる。味つきのりをちぎって混ぜる。

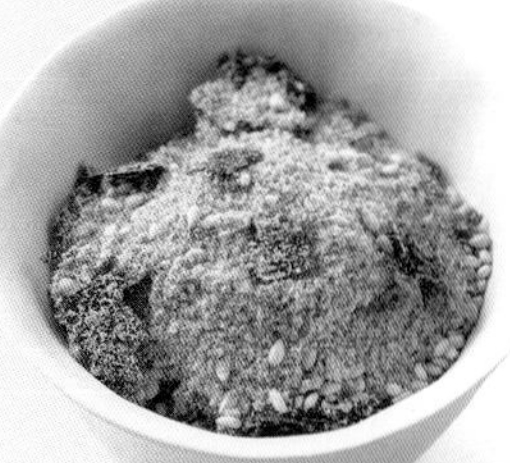

混ぜるだけで使いやすい

「米ぬか」入りのご飯・スープ

米ぬかには糖質の代謝に必要なビタミンB_1が豊富に含まれているので、ご飯に加えると代謝がスムーズに。水溶性ビタミンなので、スープに入れてとるのもおすすめです。

好みの
ふりかけを
まぶしても

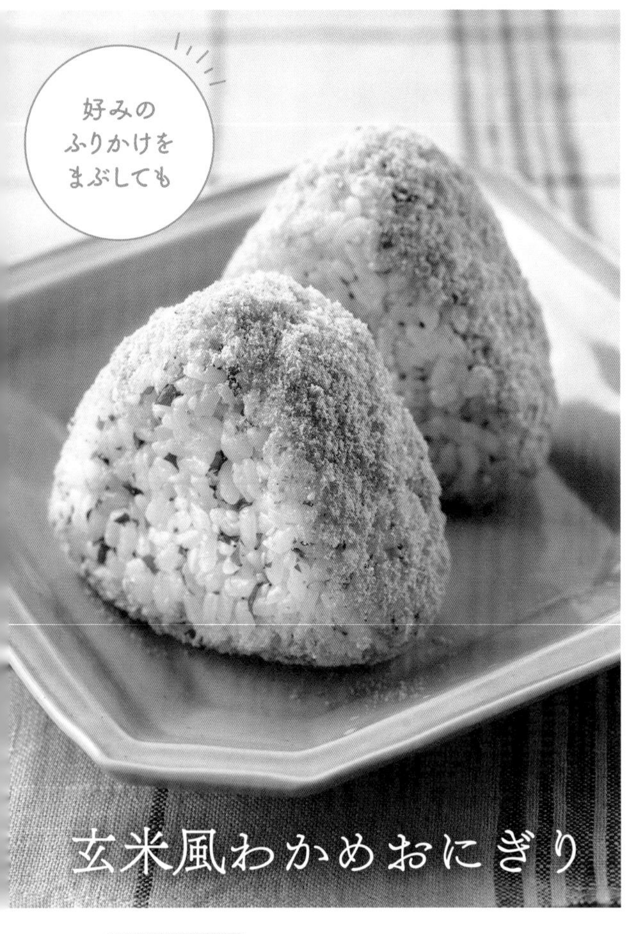

玄米風わかめおにぎり

材料（2人分）

乾燥わかめ …… 1g
A 昆布茶 …… 小さじ1
　白いりごま …… 小さじ2
温かいご飯 …… 丼1杯分（200g）
いりぬか（作り方P.31） …… 適量

作り方

1 乾燥わかめは水でもどし、水けを絞って細かく刻む。
2 ボウルにご飯、1、Aを入れて混ぜ、おにぎりをにぎる。側面にいりぬかをまぶす。

米ぬかの
香ばしさが
加わって
おいしい

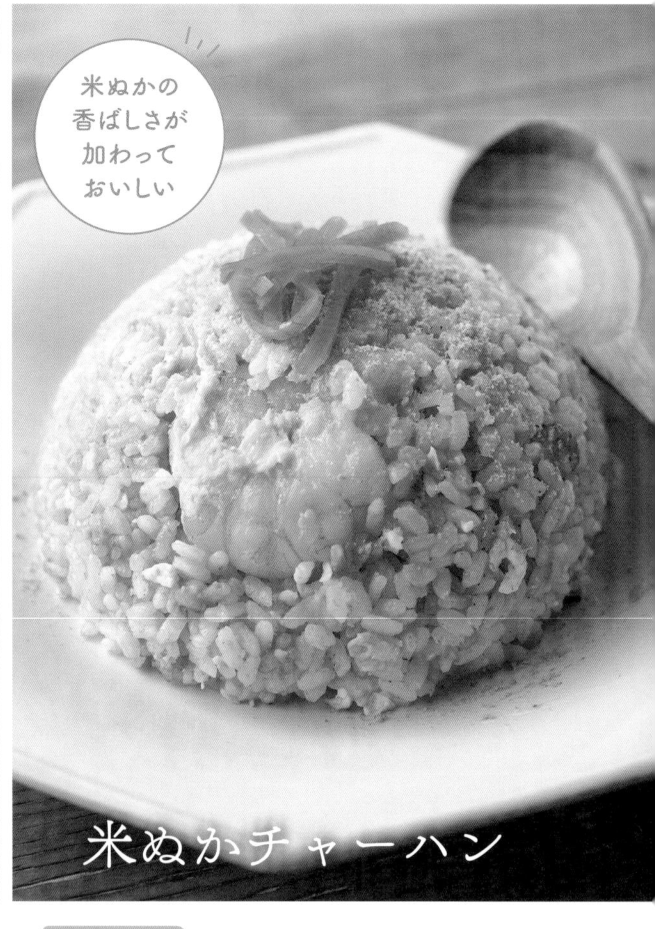

米ぬかチャーハン

材料（2人分）

むきえび …… 100g
にんにく（みじん切り） …… ½片
卵（溶きほぐす） …… 2個
ご飯 …… 丼2杯分（400g）
いりぬか（作り方P.31） …… 大さじ3
鶏ガラスープの素 …… 小さじ2
しょうゆ …… 小さじ1〜2
塩・こしょう・紅しょうが …… 各適量
サラダ油 …… 大さじ1

作り方

1 フライパンにサラダ油、にんにくを弱火にかけ、香りが出たら中火にしてむきえびをさっと炒める。火が通ったら溶き卵を加えて大きく混ぜる。
2 ご飯を加えて炒め合わせ、いりぬか、鶏ガラスープの素を加えて混ぜる。しょうゆを回し入れ、塩、こしょうで味をととのえる。器に盛り、紅しょうがをのせる。いりぬか（分量外）をふる。

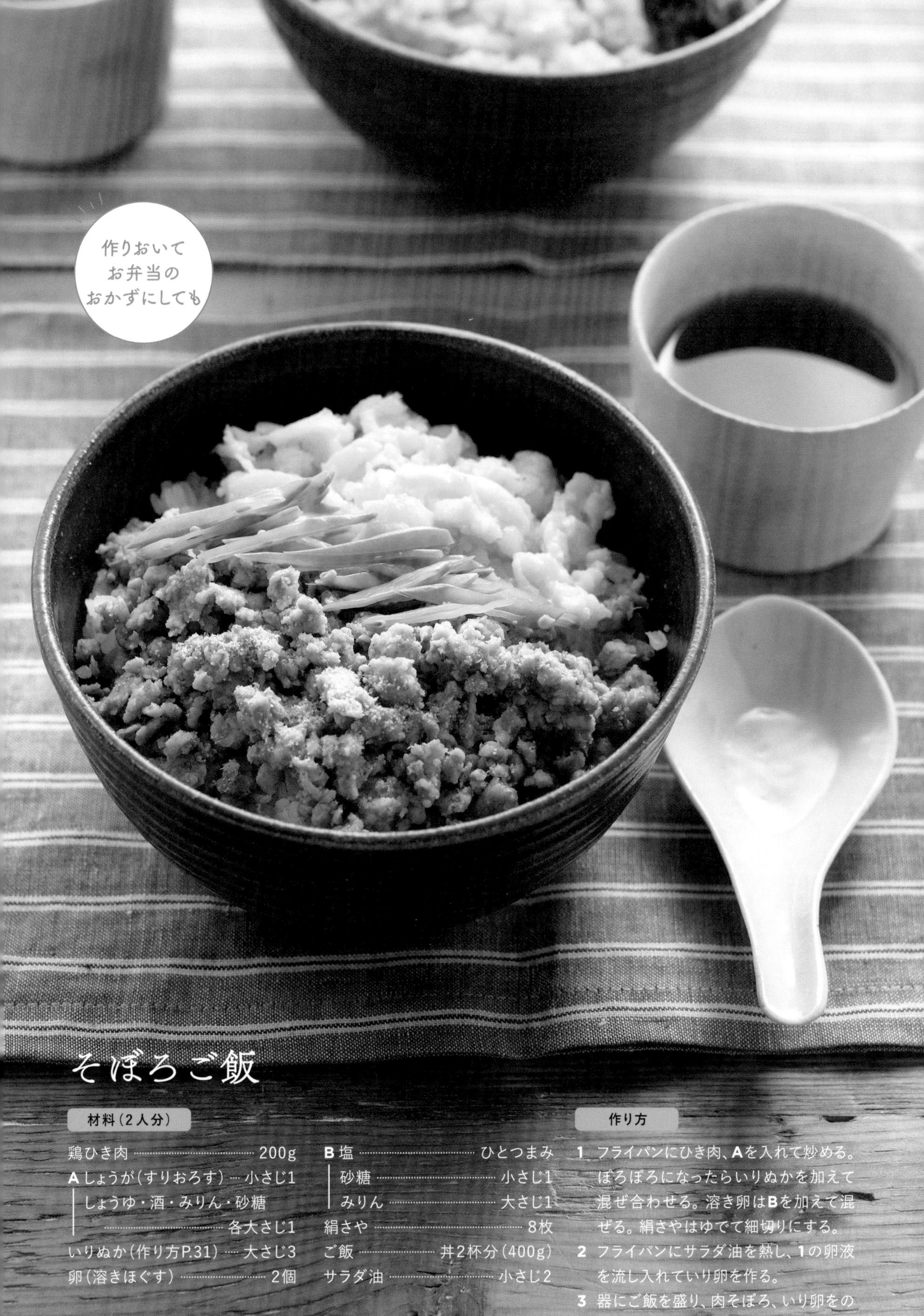

そぼろご飯

材料（2人分）

鶏ひき肉 ……… 200g
A しょうが（すりおろす） … 小さじ1
　しょうゆ・酒・みりん・砂糖 ……… 各大さじ1
いりぬか（作り方P.31） … 大さじ3
卵（溶きほぐす） ……… 2個
B 塩 ……… ひとつまみ
　砂糖 ……… 小さじ1
　みりん ……… 大さじ1
絹さや ……… 8枚
ご飯 ……… 丼2杯分（400g）
サラダ油 ……… 小さじ2

作り方

1. フライパンにひき肉、**A**を入れて炒める。ぽろぽろになったらいりぬかを加えて混ぜ合わせる。溶き卵は**B**を加えて混ぜる。絹さやはゆでて細切りにする。
2. フライパンにサラダ油を熱し、**1**の卵液を流し入れていり卵を作る。
3. 器にご飯を盛り、肉そぼろ、いり卵をのせて絹さやを添える。いりぬか（分量外）をふる。

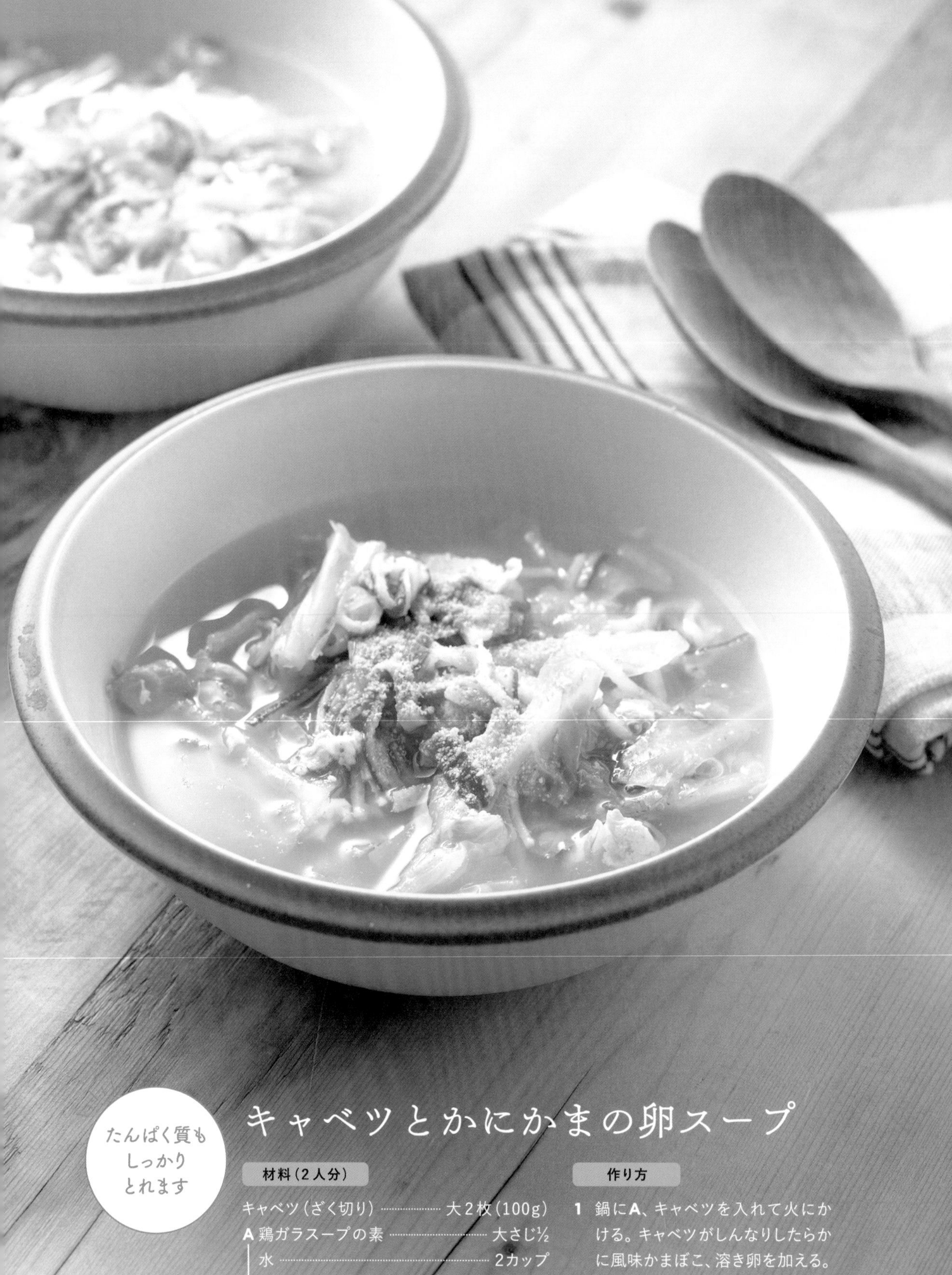

たんぱく質もしっかりとれます

キャベツとかにかまの卵スープ

材料（2人分）

キャベツ（ざく切り）……大2枚（100g）
A 鶏ガラスープの素……大さじ½
　水……2カップ
　いりぬか（作り方P.31）……大さじ2
かに風味かまぼこ（手で裂く）……4本
卵（溶きほぐす）……1個
塩……適量

作り方

1 鍋にA、キャベツを入れて火にかける。キャベツがしんなりしたらかに風味かまぼこ、溶き卵を加える。
2 卵がふんわりと固まってきたら塩で味をととのえる。器に盛り、いりぬか（分量外）をふる。

米ぬかミネストローネ
野菜たっぷり。
朝ごはんにも

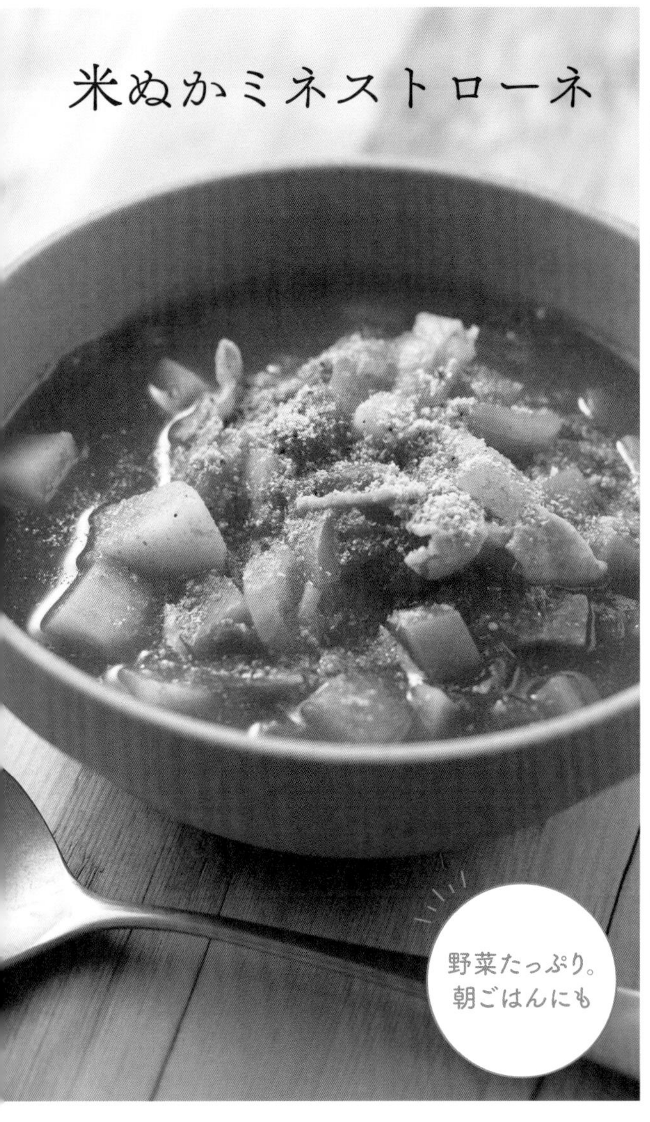

米ぬかミネストローネ

材料（2人分）

にんじん（1cm角に切る）……¼本
玉ねぎ（1cm角に切る）……½個
じゃがいも（1cm角に切る）……1個
ベーコン（1cm角に切る）……2枚
A 水煮トマト缶……½缶（200g）
　顆粒コンソメ……小さじ2
　はちみつ……小さじ2
　水……1と¼カップ
いりぬか（作り方P.31）……大さじ1
塩・こしょう……各適量
オリーブ油……大さじ1

作り方

1. 鍋にオリーブ油を熱し、にんじん、玉ねぎを炒める。玉ねぎがしんなりしたらじゃがいも、ベーコンを加えてさっと炒める。
2. **A**を加えて10分煮る。いりぬかを加えて混ぜ、塩、こしょうで味をととのえる。器に盛り、いりぬか（分量外）をふる。

米ぬかの
香ばしさが
加わって
おいしい
豆乳かぼちゃスープ

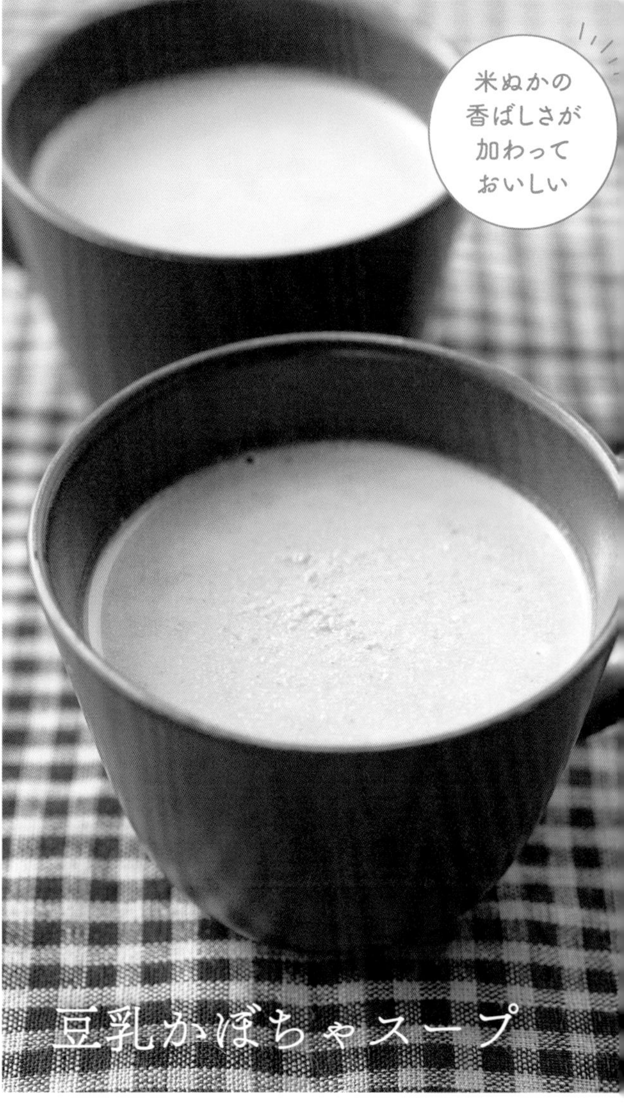

豆乳かぼちゃスープ

材料（2人分）

かぼちゃ（ひと口大に切る）……200g
A 無調整豆乳……1と¼カップ
　いりぬか（作り方P.31）……大さじ1
　顆粒コンソメ・砂糖……各小さじ1
塩……少々

作り方

1. 耐熱ボウルにかぼちゃを入れ、ラップをかけて電子レンジで3〜4分加熱する。おたまやフォークでつぶす。
2. **1**を鍋に移して**A**を加え、ひと煮して塩で味をととのえる。器に盛り、いりぬか（分量外）をふる。

人気のおかずにもひと混ぜするだけ

「米ぬか」入りのおかず

さらっとした粉末の米ぬかは、小麦粉感覚で使えて便利。オムレツの溶き卵やお好み焼きの生地、ハンバーグの肉だねなどにも混ぜやすく、手軽に摂取できます。

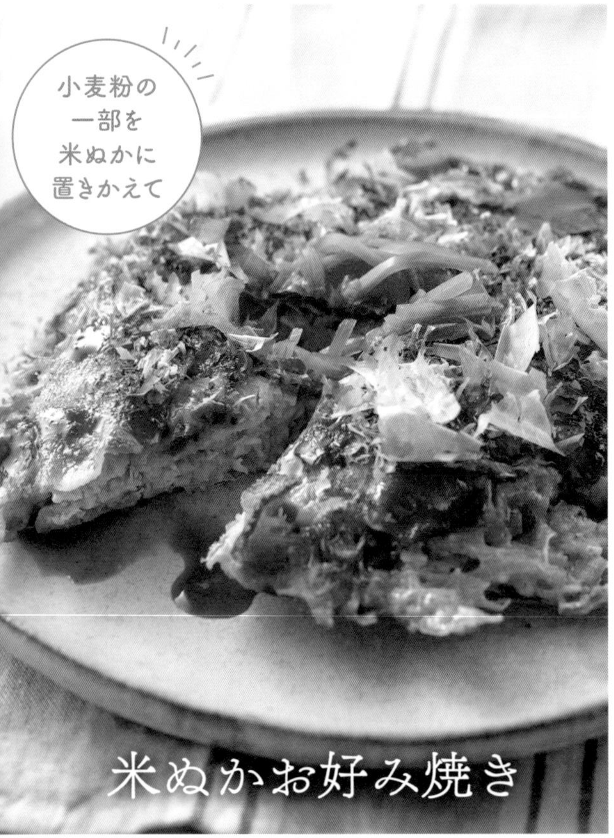

小麦粉の一部を米ぬかに置きかえて

米ぬかお好み焼き

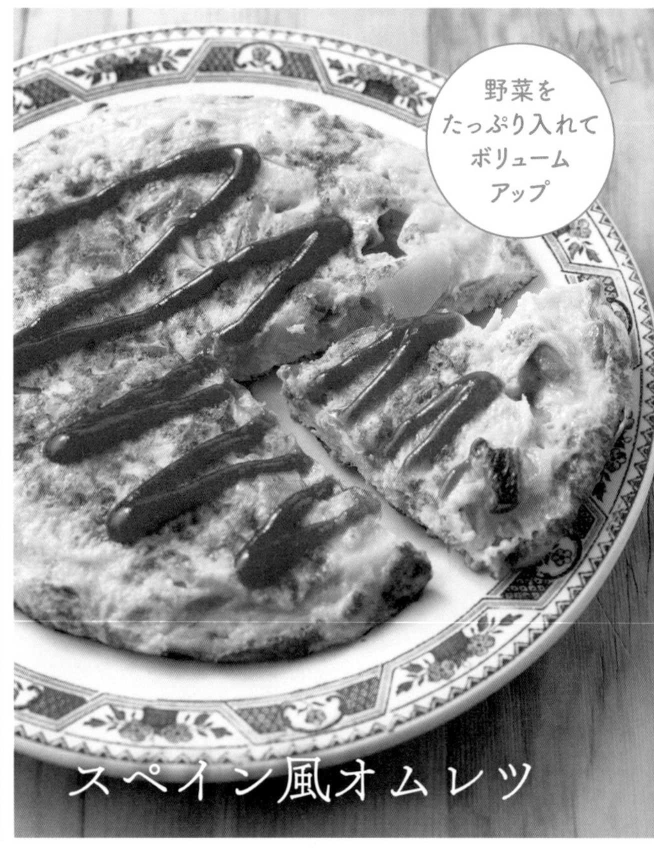

野菜をたっぷり入れてボリュームアップ

スペイン風オムレツ

米ぬかお好み焼き

材料（2人分）

- キャベツ（せん切り）……大2枚（100g）
- **A** 小麦粉……50g
  - いりぬか（作り方P.31）……大さじ6
  - 塩……少々
  - 水……½カップ
- 卵（溶きほぐす）……1個
- 紅しょうが……適量
- 豚バラ薄切り肉（半分に切る）……3枚
- ソース・かつお節・青のり……各適量
- サラダ油……大さじ1

作り方

1 ボウルに**A**を入れて混ぜ、キャベツ、溶き卵、紅しょうが10gを混ぜる。

2 フライパンにサラダ油を熱し、**1**の½量を丸く流し入れる。豚肉3切れをのせ、焼き色がついたら上下を返す。中まで火が通ったら器に盛り、ソースをかけ、かつお節、青のり、いりぬか（分量外）、紅しょうが少々をのせる。残りも同様にして焼く。

スペイン風オムレツ

材料（2人分）

- じゃがいも……1個
- 玉ねぎ（1.5cm角に切る）……¼個
- さやいんげん（2cm長さに切る）……6本
- **A** 顆粒コンソメ……小さじ1
  - 塩・こしょう……各適量
- **B** 卵（溶きほぐす）……3個
  - いりぬか（作り方P.31）……大さじ2
  - 牛乳・粉チーズ……各大さじ1
- トマトケチャップ……適量
- オリーブ油……適量

作り方

1 耐熱容器にじゃがいも、玉ねぎ、さやいんげんを入れ、ラップをかけて電子レンジで3分加熱する。**A**、**B**を順に加えてその都度混ぜる。

2 直径18～20cmのフライパンにオリーブ油を熱し、**1**を流し入れる、軽く混ぜて形を整え、ふたをして弱火で4～5分蒸し焼きにする。表面が乾いてきたら上下を返し、両面を焼く。

3 器に盛り、トマトケチャップをかけて食べやすい大きさに切る。

肉だねに
混ぜるだけ
でOK！

えのきバーグ

材料（2人分）

合いびき肉 ……… 200g
えのきだけ（細かく刻む） ……… 1袋（100g）
A 卵 ……… 1個
　いりぬか（作り方P.31） ……… 大さじ2
　塩 ……… 小さじ⅓
　こしょう ……… 少々
なす（1㎝幅の輪切り） ……… 2本
酒 ……… 大さじ2
青じそ ……… 2枚
ミニトマト ……… 4個
大根おろし・ポン酢しょうゆ ……… 各適量
サラダ油 ……… 小さじ2

作り方

1 ボウルにひき肉、えのきだけ、**A**を入れてよく練り混ぜる。2等分してだ円に成形する。
2 フライパンにサラダ油を熱し、**1**を焼く。空いているところになすを並べ、両面に焼き色がついてしんなりしたら器に取り出す。
3 ハンバーグの両面に焼き色がついたら酒をふってふたをし、弱火で5分ほど蒸し焼きにする。中まで火が通ったら。**2**の器に青じそを敷いてハンバーグを盛り、ミニトマトを添える。大根おろしをのせ、ポン酢しょうゆをかける。

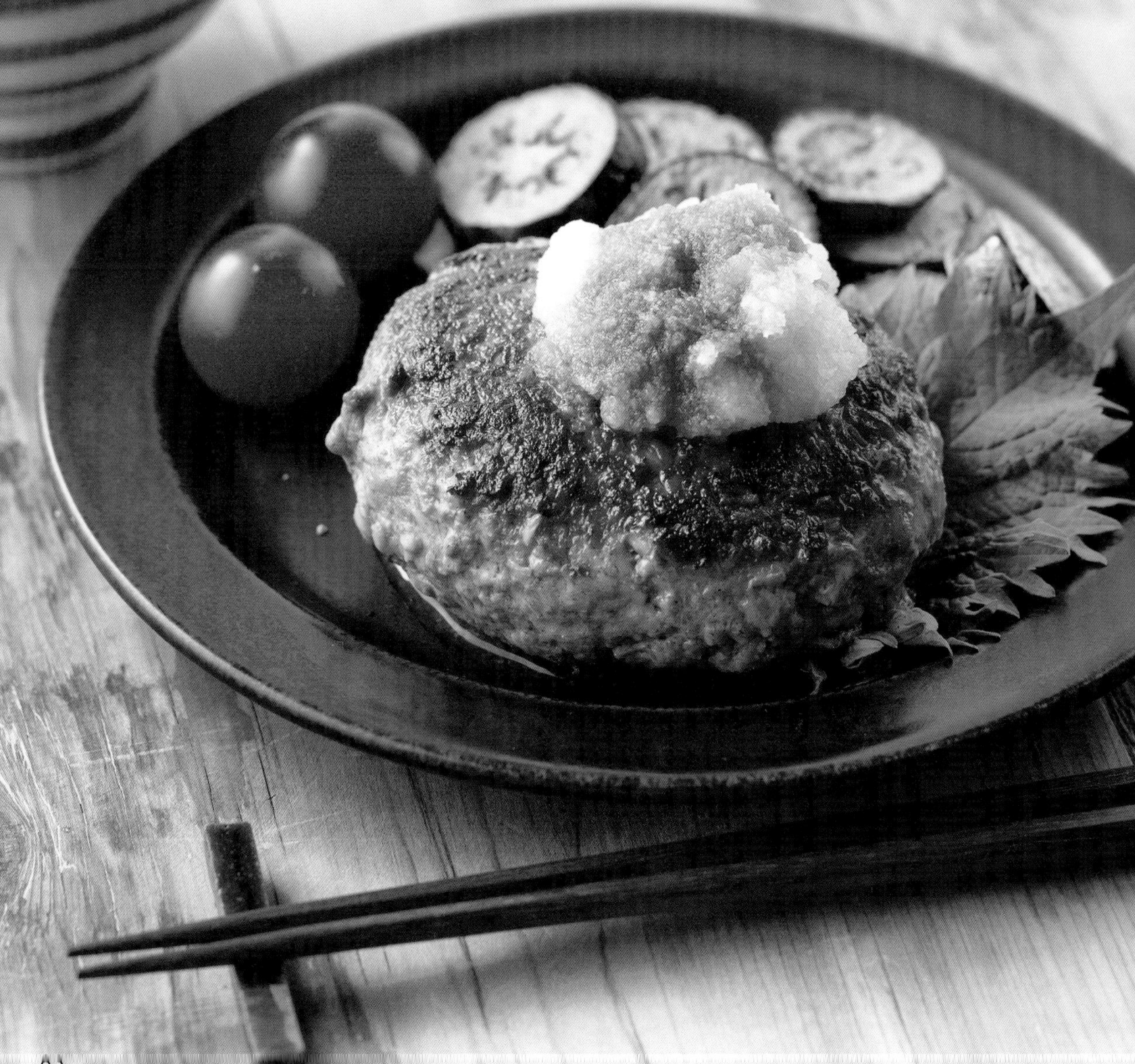

COLUMN

粉に混ぜたり、パラリとふったり

米ぬかのおやつ

米ぬかパンケーキ

糖質や脂質の代謝に必要なビタミンB群を含む米ぬかは、おやつにこそ活用したい食材。むくみをとる小豆や乳酸菌を含むヨーグルトなどの食材も組み合わせると、さらにやせ効果が得られます。

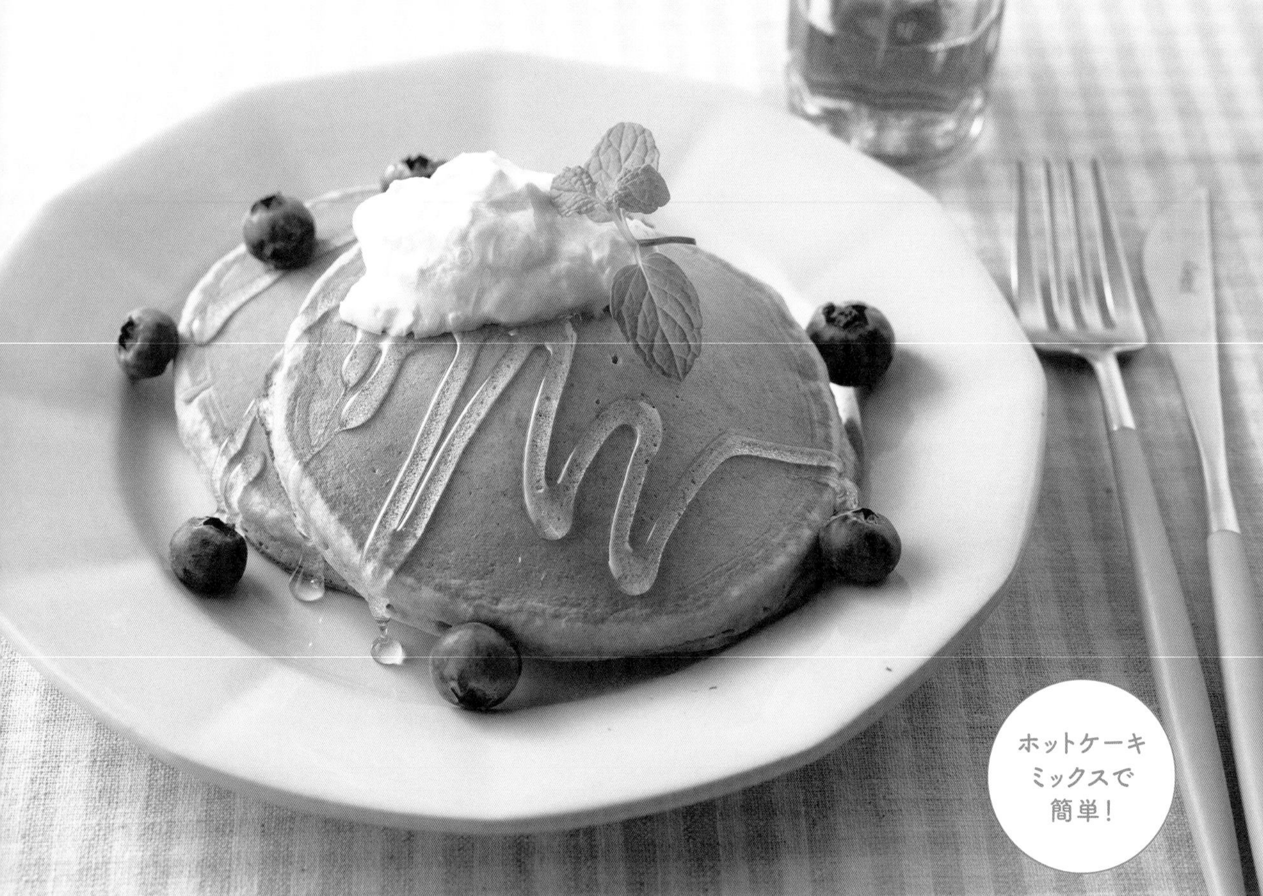

ホットケーキミックスで簡単！

材料（直径9㎝約4枚分）

A ホットケーキミックス……100g
　卵……1個
　牛乳……½カップ
　いりぬか（作り方P.31）……大さじ6

好みのフルーツ・水きりヨーグルト（またはサワークリーム）・ミントの葉・はちみつやメープルシロップ……各適量

作り方

1 ボウルに**A**を入れて混ぜる。
2 フライパンを熱し、濡れぶきんにいったんのせて温度を均一にする。**1**を流し入れ、生地にふつふつ気泡が出てきたら上下を返して両面焼く。
3 器に盛り、好みで水きりヨーグルト、ミント、フルーツを添えてはちみつをかける。

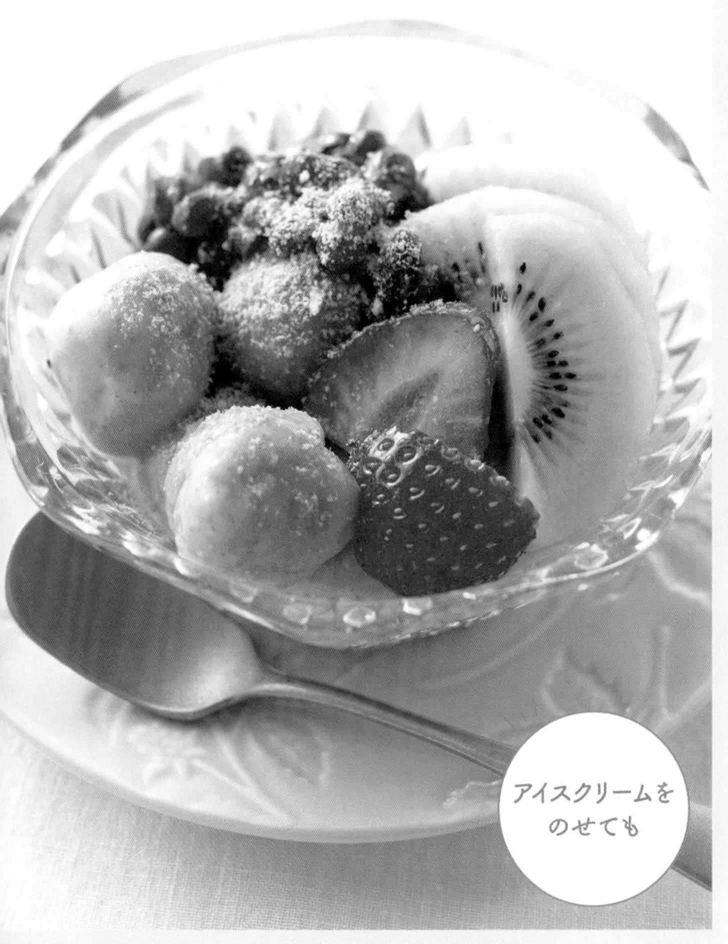

白玉フルーツあずき

材料（12個分）

- A 白玉粉 …… 100g
- 　いりぬか（作り方P.31） …… 大さじ4
- 水 …… ½カップ
- 好みのフルーツ …… 適量
- 市販の粒あん …… 適量

作り方

1. ボウルにAを入れ、水を加えて耳たぶくらいのかたさにまとめる。12等分して丸める。
2. 沸騰した湯に1を入れ、浮いてきたらさらに1〜2分ゆでて水にとる。
3. 水けをきって器に盛り、好みのフルーツ、粒あんをのせていりぬか（分量外）をふる。

ヨーグルトジェラート

材料（2人分）

- 生クリーム …… 100g
- A プレーンヨーグルト …… 200g
- 　きび砂糖 …… 大さじ5
- 　いりぬか（作り方P.31） …… 大さじ4

作り方

1. ボウルに生クリームを入れ、八分立てに泡立てる。
2. 別のボウルに Aを入れ、1を加えて混ぜ合わせる。保存袋に入れて冷凍し、2時間おきにもみ込んでなめらかにする。
3. 器に盛り、いりぬか（分量外）をふる。

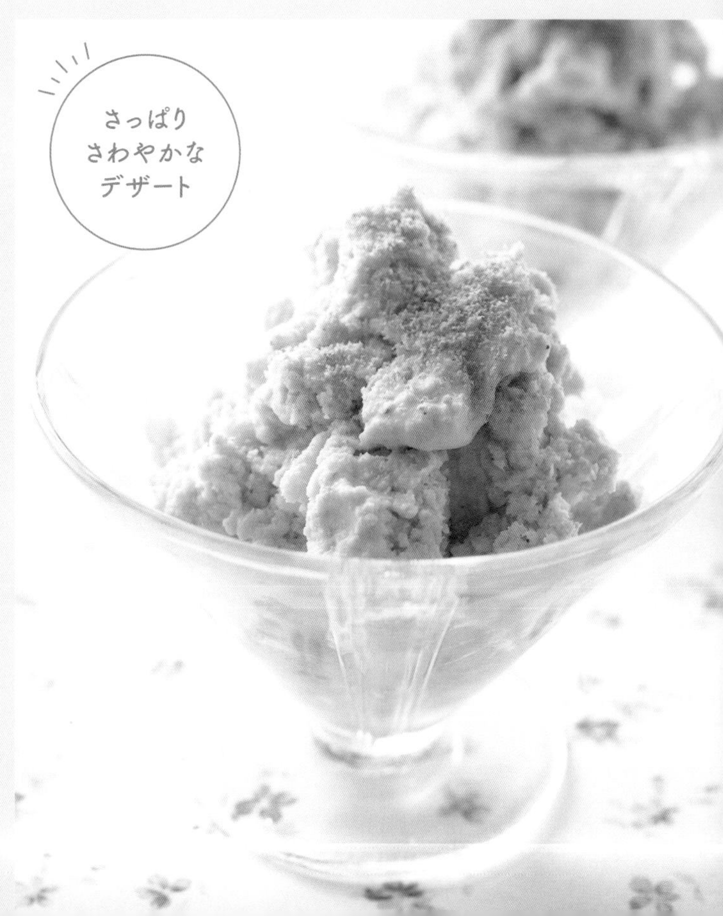

素材別インデックス

この本で掲載したレシピで使用するメイン素材を、「おかず」「ご飯・パン・麺」「スープ・汁もの」などのカテゴリー別にピックアップしました。作りたいものを探すときにお役立てください。

おかず

肉・肉加工品

魚介・魚介加工品

野菜・いも

きのこ

※レシピ名の色分けは、■みそ ■酢 ■米ぬかです。